Susanne Wendel

Warum bin ich nur so schlapp?
Richtig essen im Job

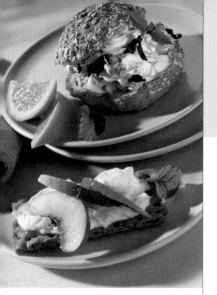

Mit einem leckeren Frühstück beginnt der Tag voller Energie.

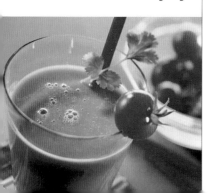

Tomatensaft – schmeckt nicht nur im Flugzeug.

Inhalt

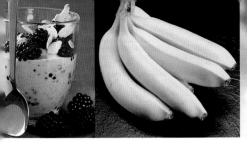
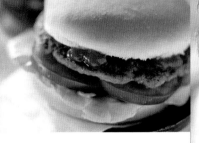
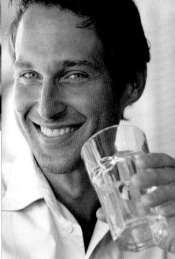

*Zu einer abwechslungsreichen
Ernährung darf auch mal
etwas „Ungesundes" gehören.*

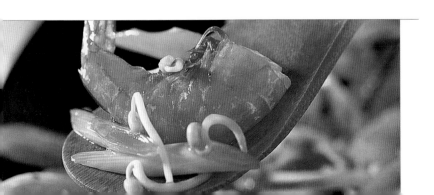

*Tipp für alle, die häufig
auswärts essen: die fettarme
und vitalstoffreiche
asiatische Küche.*

Lieber Leser,

Konzentriert und voller neuer Ideen, so würde jeder gerne arbeiten. Doch leider sieht es häufig anders aus: unkonzentriert und müde kämpft man sich durch Besprechungen, schlapp und energielos sucht man nach neuen Konzepten und statt voller Energie an den Arbeitsplatz zurückzukehren, kämpft man mit der Müdigkeit.

Dabei hängt der berufliche Erfolg stark von der körperlichen und geistigen Leistungsfähigkeit ab. Müdigkeit und Konzentrationsschwäche können oft direkt mit ungünstiger Ernährung in Zusammenhang gebracht werden. Wer sich insgesamt ausgewogener ernährt, fühlt sich fitter und leistungsfähiger.

Für eine ausgewogene Ernährung sind zwei Dinge von Bedeutung: Man sollte wissen, was die örtliche Gastronomie und die Einzelhändler an gesunden, schnellen, preiswerten und ausgewogenen Gerichten zu bieten haben. Und es gilt, mehr Abwechslung in die mitgebrachten Pausenbrote zu bringen und beim Einkauf praktische und gesunde Gerichte auszuwählen, die man schnell im Büro zubereiten kann.

Dieses Buch hilft Ihnen, sich dieser täglichen Herausforderung erfolgreich zu stellen. So können Sie den Arbeitstag mit Elan leicht bewältigen.

Wir wünschen Ihnen nun einen guten Appetit, viel Spaß beim Lesen und einen erfolgreichen Arbeitstag.

Ihr Ticket Restaurant Team

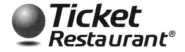

Kontakt
Accor Services GmbH
Hanns-Schwindt-Str. 2
81829 München

Tel 089/63 00 27 14
www.ticket-restaurant.de

Ticket Restaurant ermöglicht es Arbeitgebern, ihren Mitarbeitern eine attraktive und flexible Lösung für die Mittagspause anzubieten. Dies schafft nicht nur ein besseres Betriebsklima, sondern steigert auch die Motivation und die Leistungsfähigkeit der Angestellten. Die staatliche Förderung schont dabei Ihre Lohnkosten. Inzwischen nutzen weltweit über 300 000 Firmen mit mehr als 23 Millionen Mitarbeitern unsere Dienstleistung.

Was ist anders bei Berufstätigen?

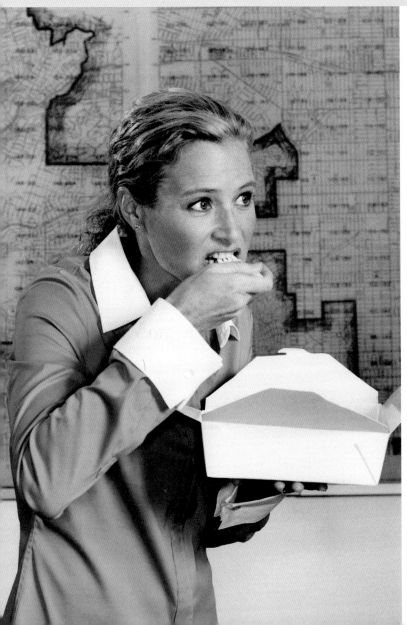

Für Berufstätige sind gesundes Essen und Trinken besondere Herausforderungen. Wenig Zeit, Stress und mangelnde Motivation zum Einkaufen und Kochen führen oft zu einseitiger Ernährung. Dabei ist eine ausgewogene Kost Voraussetzung für optimale körperliche und geistige Leistungsfähigkeit.

Wo bekomme ich etwas zu Essen her?

Die tägliche Nahrungsbeschaffung ist für viele Berufstätige ein echtes Problem. Alle, die in ihrem Betrieb eine Kantine nutzen können, sind damit im Vorteil. Doch auch die gesundheitliche Qualität von Kantinen kann sehr unterschiedlich ausfallen und das Angebot ist häufig nicht besonders attraktiv. Ansonsten ist man auf Restaurants, Bäckereien und Supermärkte in der Nähe des Arbeitsplatzes angewiesen. Täglich im Restaurant essen zu gehen ist den meisten Menschen schlichtweg zu teuer und dauert auch zu lange. Manche Gaststätten bieten preiswerte und schnelle Mittagsmenüs an, die dann eher genutzt werden. Viele Berufstätige gehen mittags auch schnell zum Bäcker, Metzger oder zur Imbiss-Bude, wo sie sich schnell eine sättigende Kleinigkeit besorgen können.

Oder man bringt sich einfach etwas von zu Hause mit. Typisch ist ein belegtes Brot und ein Stück Obst dazu. Obwohl man ein Pausenbrot eigentlich relativ unkompliziert schmackhaft zubereiten kann, läuft es bei den meisten Menschen aus Zeit- und Ideenmangel doch immer wieder auf das gleiche Käsebrot hinaus, das einem irgendwann nicht mehr schmeckt. Dann gibt es noch die Möglichkeit, sich mittags in der Büro-Küche schnell ein Fertiggericht aufzuwärmen oder vorbereitete Speisen zuzubereiten. Doch dazu muss man vorher erst einmal einkaufen gehen, und hier liegt auch schon das nächste Problem, denn Berufstätige tun sich häufig schwer mit Einkaufen. Wer acht bis zehn Stunden am Tag oder noch länger arbeitet, hat wenig Zeit und oft auch keine Lust, anschließend noch verschiedene Geschäfte abzuklappern und sich in lange Kassenschlangen einzureihen. Das wird dann einmal in der Woche im Discounter erledigt oder es werden schnell ein paar Kleinigkeiten in der Mittagspause besorgt. Qualität und Geschmacksvielfalt können dabei aber schnell auf der Strecke bleiben.

Für eine ausgewogene Ernährung im Job sind zwei Dinge von Bedeutung: Man sollte wissen, was die örtliche Gastronomie und die Einzelhändler an schnellen, preiswerten und ausgewogenen Gerichten zu bieten haben. Und es gilt, mehr Abwechslung in die mitgebrachten Pausenbrote zu bringen und beim Einkauf praktische und gesunde Gerichte auszuwählen, die man schnell im Büro zubereiten kann.

Test: Welcher Ernährungstyp sind Sie?

Mit dem nachfolgenden Test können Sie Einiges über Ihre Ernährungsgewohnheiten, die Qualität Ihrer Ernährung und daraus folgende mögliche Defizite herausfinden. In der Auswertung finden Sie dann Tipps und Verbesserungsvorschläge.

Test-Fragen

- Wie oft essen Sie pro Tag?
  a) Je nachdem, wie es sich ergibt, drei bis fünf Mahlzeiten.
  b) Weiß nicht, auf jeden Fall unregelmäßig, oft fallen bei mir Mahlzeiten aus, weil ich nicht zum Essen komme.
  c) Ich esse häufig, auch zwischendurch, beispielsweise wenn ich Stress oder Frust habe oder wenn die Kollegen mir etwas Leckeres anbieten.
  d) Ich achte auf eine regelmäßige Ernährung und bemühe mich, die Mahlzeiten einzuhalten. Es kommt selten vor, dass ich das Essen vergesse.

- Welchen Stellenwert hat das Essen für Sie?
  a) Es sollte schmecken und satt machen, ich mache mir eigentlich wenig Gedanken darüber.
  b) Ich müsste sicher regelmäßiger und mehr essen, habe aber leider oft keine Zeit dafür.
  c) Essen ist für mich wichtig, ich glaube aber nicht, dass ich immer das Richtige esse. Für mich ist besonders wichtig, dass ich für Stresszeiten meine Lieblings-Knabberei in der Nähe habe.
  d) Ich achte immer auf gesunde Ernähung und esse auch viele vollwertige Lebensmittel. Essen hat für mich einen sehr hohen Stellenwert.

Ist Ihnen (regelmäßiges) Essen wichtig oder empfinden Sie die Nahrungsaufnahme eher als lästig und vergessen sie auch gerne schon mal?

■ Welche Mahlzeit ist für Sie die wichtigste?

a) Ich habe eigentlich keine wichtigste Mahlzeit, es kommt immer darauf an, wie mein Tagesablauf aussieht.

b) Für mich ist das Abendessen am wichtigsten. Dann habe ich endlich einmal Zeit zum Essen.

c) Für mich sind die Zwischenmahlzeiten sehr wichtig. Ich brauche ab und zu etwas zum Knabbern oder Naschen.

d) Für mich sind alle Mahlzeiten wichtig. Ich achte auch darauf, regelmäßig zu essen.

Gehören Sie eher zu den „Gesund-Essern" oder zu den „Ungesund-Essern"?

■ Wie oft essen Sie Obst und/oder Gemüse am Tag?

a) Weiß ich nicht genau, höchstens ein- bis zweimal.

b) Nur selten, Obst gibt es ab und zu, zum Beispiel auf Konferenzen, und mittags esse ich schon mal Salat.

c) Ich esse höchstens zwei- bis dreimal am Tag Obst und Gemüse, und wenn dann auch schon einmal getrocknete Früchte.

d) Ich esse möglicht oft Obst und Gemüse und trinke auch Saft. Ich schaffe eigentlich immer die empfohlenen fünf Portionen am Tag.

■ Wie oft essen Sie Süßigkeiten?

a) Wenn ich Lust darauf habe, aber nicht jeden Tag.

b) Süßigkeiten esse ich nur, wenn es nichts anderes gibt, wenn ich zum Beispiel keine Zeit zum Mittagessen habe.

c) Ich habe immer einen Vorrat an Schokoriegeln oder Gummibärchen in der Schublade. Die brauche ich vor allem, wenn ich gestresst bin.

d) Ab und zu esse ich gerne etwas Süßes, ich probiere aber immer auch gesunde Knabbereien wie Trockenfrüchte, Reiswaffeln oder Vollkornkekse.

■ Wie ändert sich Ihr Essverhalten, wenn Sie Stress haben?
  a) Weiß nicht, ich glaube gar nicht.
  b) Stress führt bei mir dazu, dass ich weniger esse, keinen Hunger mehr habe oder auch ganz zu essen vergesse.
  c) Stress führt bei mir zu Heißhunger auf Süßigkeiten, am besten hilft dann Schokolade.
  d) Ich wende bei Stress Entspannungsmethoden an und nehme mir bewusst mehr Zeit zum Essen, das entspannt auch.

Stress kann man mit Essen kompensieren – aber auch mit Bewegung oder Entspannung.

■ Schätzen Sie Ihre tägliche Flüssigkeitsaufnahme (ohne Kaffee und Alkohol).
  a) Keine Ahnung.
  b) Sicher zu wenig, vielleicht einen halben bis einen Liter. Ich trinke hauptsächlich zum Essen.
  c) Vielleicht einen Liter, davon einen Teil in Form von Limonade, Cola oder anderen süßen Getränken.
  d) Ich trinke mindestens zwei Liter Wasser, Saftschorle oder ungesüßten Tee.

■ Wie oft essen Sie Fast Food?
  a) Ab und zu, mit Freunden oder Kollegen oder wenn es sich ergibt.
  b) Wenn alles andere schon geschlossen hat … oder wenn ich keine Zeit für ein Restaurant habe, was mittags relativ häufig vorkommt.
  c) In die typischen Fast-Food-Ketten gehe ich weniger, ich besorge mir eher Kuchen und Teilchen vom Bäcker.
  d) Nur selten und wenn dann esse ich immer einen Salat dazu.

Fast Food steht für alles, was man schnell „auf die Hand" essen kann.

Test-Ergebnis

Der Buchstabe, den Sie am häufigsten angekreuzt haben, charakterisiert Ihren Esstyp. Die meisten Menschen tendieren zu einem Typus, es gibt aber auch Mischtypen, die beispielsweise in bestimmten Punkten auf eine gute Ernährung achten, in anderen dagegen eher nachlässig sind, zum Beispiel der Durchschnitts-Esser (Typ A), der unter Stress auch mal zur Schokolade greift (Typ C).

Der Durchschnitts-Esser kann durch kleine Verbesserungen im Speiseplan noch fitter werden.

A: Der Es-soll-gut-schmecken-und-satt-machen-Typ:

Sie sind der typische deutsche Durchschnitts-Esser. Essen gehört für Sie einfach dazu, Sie machen sich keine großartigen Gedanken darüber. Sie wählen Ihre Speisen in erster Linie nach dem Kriterium Geschmack aus und versuchen auch, ab und zu etwas Gesundes in Ihrem Speiseplan unterzubringen. Ihr Gewicht bewegt sich im Normalbereich und Sie haben keine Probleme mit dem Essen.

Tipp: Beobachten Sie sich und stellen Sie fest, ob Sie nicht manchmal Leistungseinbußen direkt mit Ihrer Ernährung in Zusammenhang bringen können, beispielsweise Müdigkeit nach einem schweren Mittagessen. Durch Optimierung Ihres Speiseplans können Sie fitter und leistungsfähiger werden.

Der Selten-Esser sollte besonders auf hochwertiges Power-Essen achten, damit sein Körper alle wichtigen Nährstoffe bekommt.

B: Der Ich-komme-einfach-nicht-zum-Essen-Typ

Sie haben wenig Zeit und wählen das Essen oft nach dem Kriterium „wie lange dauert's?" aus. Essen hat für Sie einen Stellenwert irgendwo zwischen „lästig" und „soll schmecken", was auch dazu führt, dass Sie unregelmäßig essen und manchmal Mahlzeiten vergessen. Sie neigen eher zu Unter- als zu Übergewicht.

Tipp: Nehmen Sie sich Zeit fürs Essen! Langsames Essen ist auch eine Form der Entspannung – natürlich nur, wenn Sie Ihr Handy nicht dabei haben. Machen Sie sich bewusst, dass Essen etwas ist, das Ihnen bei der Verbesserung Ihrer Leistungsfähigkeit hilft. Essen Sie regelmäßig und ausreichend.

C: Der Wenn-mein-Chef-nervt-brauche-ich-Schokolade-Typ

Sie sind ein typischer Frust-und-Stress-Esser. Sie haben das Essen als wunderbare Möglichkeit entdeckt, sich zu beruhigen und der Hektik Einhalt zu gebieten. Problematisch wird das, wenn Sie zu viele ungesunde Sachen wie Knabbereien und Süßigkeiten essen und dann keinen Hunger mehr auf etwas Gesundes haben. Das macht sich dann möglicherweise auch in Form von Übergewicht bemerkbar.

Tipp: Essen ist nicht die einzige Möglichkeit, mit Stress fertig zu werden. Es gibt noch viele andere, zum Beispiel Schlagfertigkeitstrainings für den Umgang mit nervigen Kollegen. Wer unbedingt die Kaubewegung zum Stressabbau braucht, kann es auch einmal mit Möhren oder zumindest mit fettarmen Knabbereien versuchen. Auch für Sie gilt, dass Sie mit einer ausgewogenen Ernährung Ihre Konzentration und Leistung verbessern können. Wenn Sie zu Übergewicht neigen, finden Sie in diesem Buch einige nützliche Tipps.

Tipp für Frust-Esser:
Genießen Sie Ihren Schokoriegel –
aber nicht jedes Mal. Es gibt auch
andere Möglichkeiten,
mit Stress fertig zu werden.

D: Der Ich-ernähre-mich-gesund-Typ

Herzlichen Glückwunsch! Sie haben eine positive Ernährungsphilosophie gefunden und schaffen es auch, sich daran zu halten. Sie bringen sich Ihr Frühstück oder Mittagessen von zu Hause mit, wenn es nichts Anständiges in der Kantine gibt. Sie wählen im Restaurant Salat oder Gemüse und essen so viel, wie Ihr Körper braucht. Sie achten auf eine ausgewogene Ernährung und sind wahrscheinlich in einer guten körperlichen Verfassung.

Tipp: Hinterfragen Sie gelegentlich, ob Ihre Ernährungsweise wirklich so ausgewogen ist oder ob Sie sich nicht manchmal zu streng an einer bestimmten Ernährungsphilosophie oder einem Trend orientieren. Viele sind nämlich gar nicht so gesund, weil sie bestimmte Lebensmittel wie etwa Fleisch oder Milchprodukte „verbieten" und dem Körper damit wichtige Nährstoffe fehlen.

Das Motto des Gesund-Essers:
Von allem etwas
und ab und zu genießen.

Das Mittagstief

Der Mensch unterliegt den natürlichen Schwankungen des Biorhythmus. Die meisten Menschen erreichen das Maximum ihrer Leistungsfähigkeit am späten Vormittag und dann noch einmal am Nachmittag. Abends und nachts, aber auch um die Mittagszeit sinkt die Leistung wieder ab. Dass man nach dem Mittagessen müde wird, ist also ganz natürlich. Allerdings ist es durchaus möglich, die Intensität und Dauer dieser Müdigkeitsphase zu beeinflussen. Der Verlauf der Leistungskurve ändert sich nämlich durch die Ernährung. Besonders ungünstig wirken sich aus:

Das optimale Mittagessen: eiweißreich und bunt – das macht satt und fit und liegt nicht schwer im Magen. Beispiel: Salat mit Fleischstreifen oder Fisch mit Gemüse. Die Kombination fett und süß hingegen macht müde und schlapp.

- zu viel essen (voller Magen)
- das Falsche essen (fettreich, süß)
- zu wenig essen (Hunger, Blutzuckerabfall)

Wenn nach einem üppigen Mittagessen der Magen so richtig voll ist, braucht der Körper viel Energie für die Verdauung, die dann im Gehirn fehlt. Das gilt auch für sehr fettreiches Essen. Die Verdauung von Fett dauert sechs bis acht Stunden, das heißt so lange muss der Körper Energie für diesen Vorgang bereitstellen, die dann an anderer Stelle fehlt. Eine Kombination, die besonders müde macht, ist zum Beispiel ein paniertes Schnitzel mit Pommes frites. Wenn man hinterher dann noch etwas Süßes isst oder Alkohol dazu trinkt, überkommt einen das Verdauungsnickerchen fast unvermeidlich.

Alkohol am Mittag macht schläfrig und unkonzentriert.

Aber auch zu wenig Essen führt zu Leistungsabfall. Dabei spielt nicht nur das Mittagessen, sondern auch das Frühstück eine wichtige Rolle. Wer gar nicht frühstückt und aus Zeitmangel noch dazu das Mittagessen übergeht, hat Schwierigkeiten, dauerhaft leistungsfähig zu bleiben. Hunger und ein niedriger Blutzuckerspiegel führen schnell zu Konzentrationsschwäche und Heißhunger.

Um es gar nicht erst so weit kommen zu lassen, ist es also wichtig, regelmäßig zu essen und dabei auch das Richtige zu sich zu nehmen. Mit der richtigen Ernährung ist es möglich, den ganzen Tag lang fit zu bleiben – und auch noch am Abend, denn es gibt bessere Feierabendbeschäftigungen, als sich nur müde und kaputt auf die Couch zu legen.

Biologische Leistungskurve

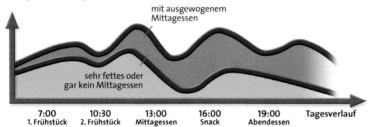

mit ausgewogenem
Mittagessen

sehr fettes oder
gar kein Mittagessen

| 7:00 | 10:30 | 13:00 | 16:00 | 19:00 | Tagesverlauf |
| 1. Frühstück | 2. Frühstück | Mittagessen | Snack | Abendessen | |

Die typische Ernährung von Berufstätigen: viele Kalorien und wenig Vitalstoffe

Viele Berufstätige stellen vor allem die folgenden Anforderungen an ihre Ernährung im Job: Es soll schnell gehen, satt machen und schmecken. Gegessen werden daher am liebsten Nahrungsmittel, die bereits mundfertig vorbereitet sind und keinerlei Zubereitung mehr erfordern, zum Beispiel belegte Brötchen, Backwaren, Pizzaschnitten, Würstchen vom Imbiss, Fast Food und Süßigkeiten. Solche Produkte haben meistens viele Kalorien, hauptsächlich aus Fett, gleichzeitig aber kaum Vitalstoffe. Diese Dinge machen satt, aber die Vitamine, Mineralstoffe und anderen Nährstoffe, die der Körper dringend braucht, fehlen. Solche Lebensmittel, die Kalorien, aber keine Vitalstoffe enthalten, sind voll von so genannten „leeren Kalorien". Viele industriell verarbeitete Produkte bestehen hauptsächlich aus

Schnelles Essen „auf die Hand" macht zwar satt, liefert aber kaum Vitalstoffe.

Leere Kalorien in verarbeiteten Lebensmitteln bringen nur Energie ohne Vitalstoffe. Kalorien in natürlichen Lebensmitteln sind mit Vitaminen, Mineralstoffen und sekundären Pflanzenstoffen kombiniert.

leeren Kalorien. Natürliche Lebensmittel wie zum Beispiel Obst, Gemüse, Getreide und Milch enthalten ursprünglich eine Fülle von Vitalstoffen. Bei fast jedem Verarbeitungsschritt gehen dann aber wichtige Stoffe wie zum Beispiel Vitamine verloren. Die Kalorien werden quasi umso „leerer", je stärker ein Lebensmittel verarbeitet ist. Manche industriell verarbeiteten Produkte werden dann allerdings wiederum mit Vitaminen und Mineralstoffen angereichert (zum Beispiel Schokoriegel mit Calcium), um die Verluste vermeintlich auszugleichen.

Vergessen Sie nicht: Sie haben die Wahl, was Sie essen, und ob Ihre Nahrung Ihnen ausschließlich Kalorien oder auch Vitalstoffe bringen soll. Zum Knabbern zwischendurch können Sie entweder eine Tüte Gummibärchen neben den PC stellen oder aber eine Schale mit Erdbeeren und Trauben.

Tüte Gummibärchen (175 g)	Schale Obst (350 g)
580 kcal	160 kcal
0 Vitamine	B-Vitamine, Vitamin C, Folsäure
0 Mineralstoffe	Kalium, Calcium, Phosphor, Eisen
0 Ballaststoffe	6 g Ballaststoffe
	mehrere tausend verschiedene sekundäre Pflanzenstoffe

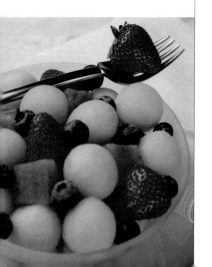

Bunt wie Gummibärchen, aber viel besser.

Mittlerweile gibt es auch Gummibärchen, die mit Vitaminen und Mineralstoffen angereichert sind. Ein Blick auf die Nährwertdeklaration verrät jedoch schnell, welche Vitalstoffe in welchen Mengen zugesetzt sind. Häufig ist das viel weniger als in einer entsprechenden Menge Obst. Weiterhin ist davon auszugehen, dass zugesetzte Vitamine nicht die gleiche Wirkung im Körper entfalten wie im Original-Verbund in einem Nahrungsmittel.

Auch viele komplette Mahlzeiten bestehen hauptsächlich aus leeren Kalorien: Mit einem Spar-Menü im Burger-Restaurant (Burger, Cola, Pommes) nehmen Sie fast die Hälfte Ihrer benötigten Kalorien zu sich, aber nur einen Bruchteil der notwendigen Vitalstoffe und außerdem wenig, was den Magen auch füllt. Vielleicht kennen Sie das Gefühl, dass Sie kurz nach dem Genuss von Fast Food bereits wieder Hunger haben. Wenn Sie dann am Nachmittag noch zwei Schokoriegel verdrücken und am Abend noch ein paar Chips vor dem Fernseher, haben Sie Ihren Tages-Kalorienbedarf gedeckt. Vitamine, Mineralstoffe und Ballaststoffe fehlen aber.

Den höchsten Anteil an leeren Kalorien liefern Lebensmittel mit viel Fett, Zucker und Weißmehl – also eigentlich genau die Produkte, von denen sich die meisten Menschen täglich ernähren.

Typisches Fast Food – fast nur leere Kalorien.

Dickmacherfette

Dickmacherfette sind vornehmlich in tierischen Lebensmitteln und industriell verarbeiteten Produkten enthalten, wie in Fleisch- und Wurstwaren, Butter, Sahne, vielen Backwaren, frittierten Produkten und Soßen. Sie dienen ausschließlich als Energiespeicher und sollen so den Körper vor dem Verhungern in schlechten Zeiten bewahren. So hat zum Beispiel ein 80 kg schwerer Mann ungefähr 20 kg Körperfett (eine 70 kg schwere Frau übrigens auch). Die Energie, die der Körper daraus beziehen kann, reicht bei einer Hungersnot für mehrere Wochen. Dickmacherfette haben also in erster Linie die Aufgabe, dick zu machen. Doch in großen Mengen genossen können sie auch viele gesundheitliche Probleme wie Stoffwechselerkrankungen, hohe Blutfett- und Cholesterinwerte und Herz-Kreislauf-Erkrankungen begünstigen. Das Dumme daran ist, dass fettreiche Lebensmittel leider sehr gut schmecken. Wer mag nicht einen Kuchen mit Sahne, einen knusprigen Schweinebraten oder die allseits beliebten Pommes frites? Fett ist ein wichtiger

Es gibt zwei Arten von Fetten: die Dickmacherfette (= gesättigte Fettsäuren) und die Fitmacherfette (= ungesättigte Fettsäuren). Fitmacherfette, die hauptsächlich in Ölen, Nüssen und Fisch vorkommen, sind lebensnotwendig und haben viele wichtige Aufgaben im Körper.

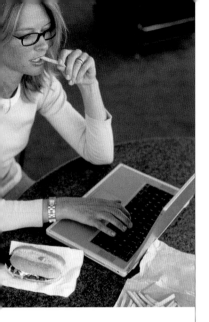

Viel Fett, kaum Vitalstoffe.

Geschmacksträger, und fettarme Produkte sind häufig weniger geschmacksintensiv. Die zweite Schwierigkeit bei den Dickmacherfetten ist, dass man vielen Lebensmitteln die hohen Fettgehalte gar nicht ansieht. Das gilt besonders für Süßigkeiten und Milchprodukte. Außerdem gehören zu den Dickmacherfetten gehärtete Fette, die sich hauptsächlich in Fertigprodukten und stark verarbeiteten Lebensmitteln finden (zu erkennen an der Deklaration: „Zutaten: pflanzliche Fette, z. T. gehärtet").

Wie viel Fett ist erlaubt?

Fett als energiereichster Nährstoff sollte maximal 30 Prozent der Gesamtkalorienzufuhr ausmachen. Praktisch sind das etwa 60 bis 80 Gramm am Tag. Die tatsächliche tägliche Fettaufnahme der Bundesbürger liegt jedoch bei über 100 Gramm.

Beliebte „Fettbomben"	
■ 1 Schokocroissant (60 g)	12 g Fett
■ Fleischsalat (100 g)	19 g Fett
■ 1 Stück Sahnetorte	ca. 25 g Fett
■ 2 Wiener Würstchen	28 g Fett
■ 1 Tafel Schokolade	30 g Fett
■ 100 g Chips	39 g Fett
■ 1 Salami-Pizza, tiefgefroren (400 g)	52 g Fett
■ Eiskaffee mit Sahne (200 ml)	32 g Fett
■ Snickers (60 g)	17 g Fett
■ Schoko-Waffel-Kekse	35 g Fett
■ Sahnejoghurt (150 g)	12 g Fett
■ Pommes Frites (150 g)	15 g Fett
■ Hamburger Royal TS	34 g Fett
■ Erdnüsse geröstet (100 g)	50 g Fett

Fettspartipps

Lassen Sie sich von dieser Tabelle nicht entmutigen, denn Dickmacherfette zu sparen ist gar nicht so schwer.

1. Reduzieren Sie die sichtbaren Fette zum Beispiel in Form von Fetträndern an Fleisch und Schinken, Sahne und Butter. Überlegen Sie beispielsweise, ob Sie unter fettreichen Brotbeläge wie Camembert oder Nutella noch Butter brauchen.
2. Vermeiden Sie die versteckten Fette:

Produkt	fettreich	fettarm
Brotbelag	Schnittkäse, Camembert, Salami, Leberwurst, Fleischwurst	Frischkäse, vegetarische Brotaufstriche, Schinken ohne Fettrand, Kasseler, Corned Beef
Süßigkeiten	Kekse, Schokolade, Sahneeis	Löffelbiskuits, Russisch Brot, Mohrenköpfe, Fruchteis, Gummibärchen, Lakritze
Warme Küche	Frittiertes, Paniertes, Gebratenes	Gedünstetes, Gedämpftes, Gegrilltes

3. Vorsicht bei Light-Produkten: Die Begriffe „Light" und „Leicht" bedeuten, dass ein Lebensmittel weniger von irgendeinem Inhaltstoff enthält. Es ist aber nicht vorgeschrieben, auf welchen Inhaltstoff sich der Begriff beziehen muss. So kann „Light" kalorienreduziert, zuckerreduziert, fettreduziert, salzreduziert oder auch cholesterinreduziert bedeuten. Light-Produkte suggerieren leicht, dass man unbeschwert viel davon essen kann. Dabei handelt es sich oft um leicht reduzierte Varianten von normalerweise sehr kalorienreichen und fetten Produkten wie Salami, Leberwurst oder Fleischsalat.

Achtung süß:
fettarme und fettfreie Süßigkeiten enthalten trotzdem Zucker, daher auch diese nicht in unbegrenzten Mengen essen: Lieber weniger und dann genießen!

Light-Produkte sind oft weniger geschmacksintensiv, denn Zucker oder Fett sind wichtige Trägerstoffe für Aromen. Außerdem besteht immer die Gefahr, dass man von den leichten Lebensmitteln größere Menge isst und dann trotzdem viele Kalorien aufnimmt.

Die Light-Version ist aber immer noch sehr „reichhaltig". Eine Salami Light enthält zum Beispiel 18 Prozent Fett, während ganz normaler Schinken (ohne Fettrand) nur mit zwei Prozent Fett aufwartet.

Zucker

Kohlenhydrate werden relativ schnell verdaut und dienen in erster Linie dazu, dem Körper schnell Energie zu bringen. Sie gehen rasch ins Blut und versorgen vor allem das Gehirn mit Glucose. Für das Gehirn ist es egal, ob die Glucose aus Zucker oder aus Stärke (Brot, Reis oder Nudeln) stammt, allerdings hat die Art der verzehrten Kohlenhydrate großen Einfluss auf den Blutzuckerspiegel. So gelangt Zucker zum Beispiel aus Süßigkeiten, Limonaden oder gesüßten Getränken besonders schnell ins Blut. Die Folge: Der Blutzuckerspiegel steigt stark an und Sie bekommen einen Energieschub. Doch der Körper startet schnell eine Gegenreaktion, um den Blutzucker wieder auf normale Werte zu bekommen. Mit Hilfe des Hormons Insulin wird der Blutzuckerspiegel abgesenkt, meist sogar unter das ursprüngliche Niveau – und das löst wiederum Hunger aus. Wenn Sie also mittags keine Zeit zum Essen haben und vor lauter Hunger einen Schokoriegel essen, kann es gut sein, dass Sie eine halbe

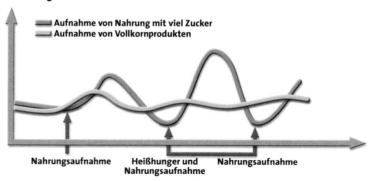

Zucker und zuckerhaltige Lebensmittel führen zu starken Blutzuckerschwankungen, besser sind Vollkornprodukte und Obst, damit bleiben Blutzucker und Stimmung stabil.

18

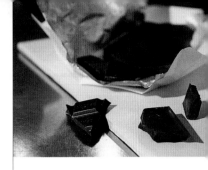

Schokolade: Fett und Zucker machen sie zu einem beliebten Snack.

Stunde später schon wieder Hunger haben. Wenn Sie dann wiederum etwas Süßes essen, kommen Sie in einen Kreislauf von Hunger – Essen – Heißhunger und erleben ständige Schwankungen in Ihrer Leistungsfähigkeit. Es gibt Menschen, die sich den ganzen Tag mit Süßigkeiten über Wasser halten und sich dann wundern, dass sie ständig Hunger haben und auch noch immer dicker werden, obwohl sie doch eigentlich „nichts" essen.

Und es gibt noch ein zweites Problem bei Süßwaren: Zucker ist der Inbegriff der leeren Kalorie. Die weißen Kristalle werden aus Zuckerrüben oder Zuckerrohr hergestellt, dann jedoch so stark verarbeitet, dass sie nur noch reine Energie enthalten und sonst nichts mehr. Aus diesem Grund wird Zucker manchmal auch als Vitaminkiller bezeichnet. Damit Zucker verdaut werden kann, braucht der Körper B-Vitamine. Zuckerhaltige Lebensmittel sind aber in der Regel so stark verarbeitet, dass sie keine Vitamine mehr enthalten.

Eine Alternative zu Zucker können Süßstoffe sein, vor allem beim Süßen von Kaffee und Tee oder in Form von Light-Getränken. Doch auch sie sind umstritten, weil manche Menschen mit Heißhunger darauf reagieren. Wenn das bei Ihnen der Fall ist, sollten Sie sich lieber an einen weniger süßen Geschmack gewöhnen. Wenn Sie allerdings keine Probleme mit Süßstoff haben, können Sie ihn gerne als kalorienfreie Alternative nutzen.

Achtung Süßstoff: ca. 15% der Menschen reagieren auf Süßstoff mit Heißhunger.

Fett und Zucker schon beim Einkauf entdecken: Achten Sie auf die Lebensmittel-Deklaration.

Wenn Sie verpackte Lebensmittel kaufen, so schauen Sie sich die Zutatenliste und Nährwertangaben gut an, denn hier offenbaren sich schnell große Unterschiede. Die Zutaten sind immer in absteigender Reihenfolge nach ihrer Menge aufgelistet. Je weiter vorne eine Zutat steht, desto mehr davon ist drin. Hier werden schnell Unterschiede bei Produkten deutlich, die man oft gar nicht so eingeschätzt hätte. So können zum Beispiel verschiedene Nudelsoßen von der gleichen Firma mit dem gleichen Design zwischen einem und 20 Gramm Fett enthalten. Ein Salatdressing mit Sahne und Öl (auch wenn es als Joghurt-Dressing bezeichnet wird) enthält 14 Gramm Fett, ein Dressing ohne Öl gar kein Fett. Und auch wer gerne Salziges knabbert, sollte einmal einen Blick auf die Nährwertangaben werfen: Chips, Blätterteig- und Käsestangen bestehen hauptsächlich aus Fett, Salzstangen und Japan-Mix hingegen enthalten sehr viel weniger bis gar kein Fett. Nüsse sind von Natur aus immer sehr fetthaltig, da bringt es wenig, wenn sie „ohne Öl geröstet" sind. Der Blick auf die Nährwertangaben entlarvt auch angeblich fettreduziertes Salzgebäck: Die „leichten" Knabberkekse enthalten gerade mal zwei Gramm weniger Fett als die normale Version. Light-Produkte sind also nicht automatisch „leicht" im Sinne von „kalorienarm" oder „gesund". Bedenken Sie: Bei Fett in verarbeiteten Produkten handelt es sich meistens um versteckte Dickmacherfette, die den Anteil an leeren Kalorien in den Produkten erhöhen. Wählen Sie Produkte mit wenig Fett. Auch Zucker versteckt sich oft in Produkten, bei denen man gar nicht damit rechnet: Ketchup, Fleischsalat, Tütensuppen, Salatdressings und Wurstwaren enthalten jede Menge Zucker, obwohl sie gar nicht süß schmecken. Auch Zuckerzusätze können Sie an der Zutatenliste erkennen. Da nicht immer „Zucker" oder „Honig" angegeben ist, achten Sie auf die Endung „-ose", denn diese weist auf eine Zuckerart hin. Beispiele hier für sind Saccharose, Maltose oder Dextrose.

Mit Hilfe der Zutatenlisten und Nährwert-Deklarationen können Sie ein Lebensmittel schon beim Einkauf als Fett- oder Zuckerbombe entlarven.

An der Endung „-ose" erkennen Sie Zucker in einem Lebensmittel.

Weißmehl

Mit Weißmehl verhält es sich ähnlich wie mit Zucker. Ursprünglich wurde das feine Mehl wegen der besseren Haltbarkeit erfunden, doch verlor es neben allen Inhaltsstoffen, die ranzig werden könnten, auch alles, was einen Gesundheitswert hat. Bei der Herstellung von weißem Mehl werden die Körner so lange gemahlen, bis nur noch der weiße Mehlkern übrig bleibt. Schale, Randschichten und Keimling werden entfernt – und damit die meisten Vitalstoffe. Übrig bleiben dann nur noch leere Kalorien. Produkte aus Weißmehl wie Brötchen, Weißbrot, Nudeln und Backwaren haben außerdem eine ähnlich ungünstige Wirkung auf den Blutzuckerspiegel – und damit auf die Leistungsfähigkeit – wie Süßigkeiten, da sie ähnlich schnell verdaut werden. Vollkornmehl aus ganzen Getreidekörnern hat zwar genauso viele Kalorien wie Weißmehl, enthält aber zusätzlich Ballaststoffe, Vitamine und Mineralstoffe.

Dickmacherfette, Zucker und Weißmehl sind also häufig die Haupt-Bestandteile der heutigen Ernährung. Dies ist problematisch, da sie viele leere Kalorien, aber kaum Vitalstoffe liefern.

Die Lösung: Mehr Vitalstoffe- und Fast Food & Co. nur ab und zu einmal genießen!

Unser Ziel muss sein, unsere Ernährung so zu gestalten, dass wir möglichst viele Vitalstoffe zu uns nehmen. Dann ist es auch kein Problem, wenn wir uns ab und zu mal was richtig Ungesundes gönnen. Die Empfehlung lautet: Qualität statt Quantität. Es geht nicht darum, viel zu essen und nur satt zu werden, sondern das Richtige zu essen und fit zu werden. Bei einem teuren Auto ist es selbstverständlich, dass man nur teures Benzin und hochwertiges Motoröl hineinfüllt, weil es sonst nicht richtig läuft oder gar kaputt geht. Niemand würde auf die Idee kommen, einen Ferrari mit (billigem) Normalbenzin zu betanken. Wenn es jedoch um den eigenen Körper geht – der wesentlich komplexer und anspruchsvoller als jedes Auto ist –, sind viele Menschen sträflich nachlässig.

Die Vorliebe für Fett, Zucker und auch Salz ist uns angeboren. Mit Hilfe dieser Nährstoffe konnten die Menschen über Jahrtausende Nahrungsmangel und Hungersnöte überleben.

Normal oder Super?
Die Entscheidung liegt bei Ihnen.

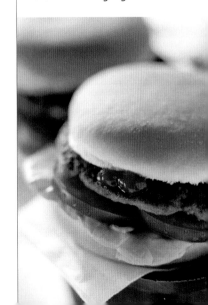

Fit mit der richtigen Ernährung

Ausgewogen und gesund zu essen und zu trinken ist gar nicht schwer. Es kommt nur darauf an, dem Körper das zu geben, was er wirklich braucht. Nur der optimal versorgte Mensch bringt seine beste Leistung und fühlt sich wohl dabei. Aber auch der Genuss beim Essen sollte nicht zu kurz kommen.

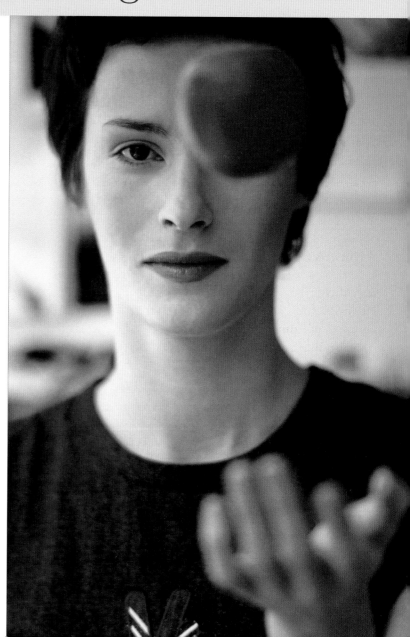

Was der Körper braucht

Die Nahrung hat für unseren Körper zwei wichtige Funktionen: Einerseits bringt sie Energie in Form von Kalorien, die bei Stoffwechselvorgängen und Bewegung wieder verbraucht wird. Andererseits liefern Lebensmittel Baustoffe und Funktionsteile für den Aufbau und die Wiederauffrischung der Zellen sowie ein reibungsloses Funktionieren der Stoffwechselvorgänge. Zu diesen so genannten Vitalstoffen gehören beispielsweise Vitamine, Mineralstoffe, ungesättigte Fettsäuren und bestimmte Aminosäuren.

Die heutige Ernährung ist häufig reich an Kalorien, aber arm an lebenswichtigen Vitalstoffen. Eine gesunde und ausgewogene Ernährung enthält daher alle Vitalstoffe und genauso viele Kalorien, wie wir brauchen.

Wie eine Maschine braucht auch der Mensch immer wieder Energie und Ersatzteile, um optimal zu funktionieren.

Flüssigkeit

Wichtiger noch als Nahrung ist Flüssigkeit. Der menschliche Körper besteht zu 50 bis 70 Prozent aus Wasser, wobei der Wasseranteil mit zunehmendem Alter sinkt. Wasser erfüllt vielfältige Aufgaben im Organismus. Es dient beispielsweise der Aufrechterhaltung des Blutkreislaufs, der Wärmeregulierung, der Steuerung des Mineralstoffhaushaltes und der Ausscheidung von Giftstoffen. Der Wasserhaushalt wird in engen Grenzen reguliert – einerseits durch Durstgefühl, andererseits durch die Ausscheidung über die Nieren. Bereits Verluste von nur ein bis zwei Prozent führen zu Leistungseinbußen. Einer der Hauptgründe für Konzentrationsschwäche und Müdigkeit ist ein unerkannter Flüssigkeitsmangel. Idealerweise sollten Sie deshalb schon trinken, bevor Sie überhaupt Durst bekommen. Wasserüberschuss wird über die Nieren abgebaut – es besteht also keine Gefahr, dass Sie zu viel trinken könnten.

Wasser ist der wichtigste Nährstoff. Schon Verluste von nur einem Prozent führen zu Leistungseinbußen.

Dem Körper ist es egal, ob Wasser aus der Leitung oder aus der Flasche kommt, still oder mit Kohlensäure angereichert ist. Für Magenempfindliche ist ein Wasser ohne Kohlensäure und mit einem geringen Hydrogencarbonatgehalt (HCO3) besser geeignet.

Der Körper verliert jeden Tag allein über den Urin ca. einen bis eineinhalb Liter Flüssigkeit, über die Lunge 0,4 Liter und über die Haut 0,5 Liter Wasser, also insgesamt rund zwei Liter. Wenn Sie nicht genug „nachtanken", sinkt Ihre Leistungsfähigkeit automatisch nach einiger Zeit. Sobald Sie Sport treiben, Ihre Körpertemperatur steigt und Sie schwitzen (auch aufgrund von Nervosität), verlieren Sie noch mehr Wasser. Der Wasserverbrauch steigt auch, wenn Sie viel sprechen oder wenn Sie sich häufig in klimatisierten Räumen mit trockener Luft aufhalten.

So viel Flüssigkeit brauchen Sie mindestens

	Getränke	Nahrung	Gesamt	je kg Körpergewicht
Kinder (6-9)	1000 ml	600 ml	1600 ml	60 ml
Kinder (10-13)	1200 ml	700 ml	1900 ml	50 ml
Jugendliche (13-17)	1500 ml	900 ml	2400 ml	40 ml
Erwachsene	1400 ml	800 ml	2200 ml	35 ml

Günstig ist ein Mineralwasser mit viel Calcium (über 300 mg/l) und Magnesium (über 100 mg/l). Es ist aber nicht zwingend notwendig, Mineralwasser zu trinken, denn der Bedarf an Mineralstoffen wird auch durch die Nahrung gedeckt.

Ob Sie genug trinken, merken Sie übrigens an der Farbe des Urins: je blasser, desto besser. Dunkler Urin ist stark konzentriert und deutet auf Flüssigkeitsmangel hin. Viele Menschen merken gerade unter Anspannung nicht, dass sie langsam austrocknen. Wer viel unterwegs ist, trinkt vielleicht extra wenig, um den Besuch von Tankstellen-, Rasthof- oder Zugtoiletten zu vermeiden. Gerade Autofahrer tun sich damit aber überhaupt keinen Gefallen, denn Flüssigkeitsverluste führen zu Konzentrationsschwäche und im schlimmsten Fall zu einem Unfall. Beachten Sie dabei auch, dass Trinken über den Tag verteilt sinnvoller ist, als große Mengen am Abend „nachzuholen", denn der Magen kann nur etwa einen halben Liter auf einmal verarbeiten.

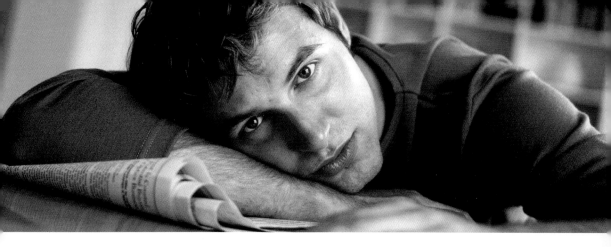

Schneller denken mit Wasser!

Eine Studie ergab, dass sich Versuchspersonen Informationen schlechter merken konnten, wenn sie unter Flüssigkeitsmangel litten. Man führt dies auf eine Beeinträchtigung des Kurzzeitgedächtnisses durch den herbeigeführten Wassermangel zurück. Außerdem handelten die dehydrierten Personen langsamer, waren weniger flexibel, verloren leichter die Übersicht und hatten größere Schwierigkeiten, komplexe Zusammenhänge zu verstehen. Von den Versuchspersonen selbst wurden diese Leistungseinbußen nicht wahrgenommen. Es kann also sein, dass Sie gar nicht merken, wenn Sie unter Flüssigkeitsmangel leiden und Ihre Leistungsfähigkeit dadurch reduziert ist. Bei manchen Menschen macht sich Wassermangel auch in Form von Kopfschmerzen bemerkbar.

Das Gehirn besteht zu rund 75 Prozent aus Wasser. Kein Wunder also, dass sich bereits ein geringes Wasserdefizit auf die Konzentrationsfähigkeit auswirkt.

Tipp: Trinken Sie zwei Wochen lang tagsüber jede Stunde ein Glas Wasser und spüren Sie den Unterschied.

Kalorien – Brennstoffe für den Energieverbrauch

Man kann den menschlichen Körper mit einem Kraftwerk vergleichen: Er wandelt Brennstoffe (Kalorien) in Energie für Wärme, Stoffwechsel und Bewegung um. Diese Kalorien führen Sie dem Körper durch Nahrung zu. Überschüssige Energie speichert der Körper in Form von Fett für schlechte Zeiten in den

Fettdepots. Der Stoffwechsel verbraucht ständig Energie. Selbst wenn Sie zu Hause auf der Couch liegen und sich nicht bewegen, brauchen Sie Energie für Gehirnfunktion, Atmung, Herzschlag, Verdauung sowie die Aufrechterhaltung der Körpertemperatur. Das ist der so genannte Grundumsatz. Er liegt bei den meisten Menschen zwischen 1200 und 1800 kcal pro Tag. Männer haben aufgrund ihrer größeren Muskelmasse einen höheren Grundumsatz als Frauen.

Besonders das Gehirn ist ständig aktiv und braucht Energie. Obwohl es nur zwei bis drei Prozent des Körpergewichts ausmacht, verbraucht es 25 Prozent des Grundumsatzes. Als Energiequelle kann das Gehirn nur Kohlenhydrate verwerten und ist daher auf eine kontinuierliche Zufuhr angewiesen. Aus diesem Grunde enthält das Blut immer eine bestimmte Menge an Glucose (= Traubenzucker), den so genannten Blutzucker. Dieser wird in relativ engen Grenzen konstant gehalten und man merkt sofort, wenn er zu niedrig ist: Konzentrationsschwäche, schlechte Laune, Zittern und Heißhunger auf Süßes sind die Folgen. Da der Körper nur wenig Zucker speichern kann, verlangt er nach (süßer) Nahrung.

Abgesehen vom Grundumsatz verbrennt der Körper auch Energie durch Bewegung. Schon der Griff zur Fernbedienung verbraucht zusätzlich Energie. Die benötigte Energiemenge steigt mit der Intensität der Bewegung. Dieser zusätzliche Bewegungsumsatz kann hundert bis mehrere tausend Kilokalorien ausmachen. Ein typischer Schreibtisch-Arbeiter verbraucht weniger Energie als ein Hochleistungssportler und ein Außendienstler, der mit dem Auto von einem Termin zum nächsten fährt, verbraucht weniger als ein Postbote, der sich mit dem Fahrrad abstrampelt. Da viele Menschen sich heutzutage kaum noch bewegen – außer vielleicht im Fitness-Studio, falls man sich dazu aufraffen kann –, haben in der industrialisierten Welt nur wenige Menschen das Problem, dass sie zu viel Energie verbrauchen.

Der Körper verbraucht Energie auf zwei Arten: Grundumsatz für die Aufrechterhaltung aller Körperfunktionen wie Atmung, Herzschlag, Gehirntätigkeit in Ruhe und Bewegungsumsatz für alle Aktivitäten. Den Bewegungsumsatz können wir aktiv beeinflussen.

Wie viele Kalorien braucht der Mensch?

Die Deutsche Gesellschaft für Ernährung (DGE) empfiehlt die folgende Energiezufuhr:

Für den Grundumsatz (Energieverbrauch für sämtliche Körperfunktionen bei körperlicher Ruhe)		
Alter	Frauen	Männer
15 – 18	1460 kcal	1820 kcal
19 – 24	1390 kcal	1820 kcal
25 – 50	1340 kcal	1740 kcal
51 – 65	1270 kcal	1580 kcal
über 65	1170 kcal	1410 kcal
Zum Grundumsatz kommt noch die Energie hinzu, die für die körperliche Bewegung gebraucht wird.		
Art der Tätigkeit	Frauen	Männer
vorwiegend sitzende Tätigkeit, z. B. Büroarbeit, wenig Freizeitaktivität	450 – 730 kcal	550 – 900 kcal
zeitweilig sitzende Tätigkeit, z. B. Laborant, Arzthelfer, Außendienstler, aktiv in der Freizeit	700 – 1000 kcal	850 – 1250 kcal
überwiegend gehende oder stehende Tätigkeit, z. B. Kellner, Verkäufer, Friseur, Handwerker, sehr aktiv in der Freizeit	900 – 1300 kcal	1100 – 1600 kcal

Der Grundumsatz sinkt mit steigendem Alter und ist bei Frauen niedriger als bei Männern. Das liegt unter anderem am Muskel-Fett-Verhältnis: Muskelmasse verbrennt im Gegensatz zu Fett aktiv Kalorien – auch in Ruhe.

Was bringt wie viele Kalorien?

Die Energiespeicher werden ständig durch Kalorien aus der Nahrung aufgefüllt. Wann immer Sie etwas essen, geben Sie Ihrem Körper einen mehr oder weniger großen Energienachschub. Die Verdauung hat letztlich nur die Funktion, die Energie aus der Nahrung herauszuholen und für den Stoffwechsel nutzbar zu machen. Die Brennstoffe heißen Fette, Kohlenhydrate, Proteine und Alkohol. Dabei haben Fette besonders viele Kalorien, nämlich 9 kcal pro Gramm. Wenn Sie beim Frühstücksbuffet ein kleines Päckchen Butter mit 20 Gramm auf Ihrem Brötchen verteilen, essen Sie damit bereits 180 kcal – plus 100 kcal fürs Brötchen. Um diese Energiemenge zu verbrauchen, müssten Sie anschließend eine Dreiviertelstunde lang joggen gehen. Kohlenhydrate und Proteine bringen es nur auf 4 kcal pro Gramm und Alkohol auf 7 kcal pro Gramm. Daraus ergibt sich automatisch, dass eine Ernährung mit viel Fett und Alkohol mehr Kalorien bei gleicher Menge bringt als eine Ernährung mit vielen Kohlenhydraten und Proteinen. Oder umgekehrt: Wenn Ihre Nahrung viele Kohlenhydrate und Proteine enthält, können Sie größere Mengen essen und nehmen trotzdem die gleiche Kalorienmenge auf.

Ihre Energiebilanz ist ausgeglichen, wenn Sie genau so viele Kalorien über die Nahrung zu sich nehmen, wie Sie auch verbrauchen. Dann haben Sie ein stabiles Körpergewicht. Sobald Sie mehr essen, als Sie verbrauchen (und das ist bei über 50 Prozent der Deutschen der Fall), wird Ihr Körper die überschüssige Energie in Form von Fett einlagern – vorzugsweise an Bauch, Hüften und Oberschenkeln. Wenn Sie weniger essen, als Sie verbrauchen, zum Beispiel in Stress-Situationen oder während einer Diät, greift der Körper auf die eigenen Energie-Depots zurück und die Fettpolster verschwinden wieder.

Fett und Alkohol haben die meisten Kalorien.

Wenn die Waage im Lot ist, bleibt das Gewicht stabil.

Vitalstoffe – damit Ihr Körper optimal funktioniert

Um optimal zu funktionieren, braucht der Körper bestimmte Funktionsteile, die wie Schrauben und Rädchen den Stoffwechsel effektiv und geschmeidig ablaufen lassen. Sobald einige Rädchen fehlen, gerät der Mechanismus ins Stocken und geht irgendwann kaputt. Weiterhin braucht der Körper Baustoffe und Ersatzteile, um die Zellen immer wieder erneuern zu können. Ihre Ernährung sollte so zusammengestellt sein, dass sie nicht nur Kalorien, sondern auch alle notwendigen Funktions- und Ersatzteile enthält. Vitalstoffe sind

- ungesättigte Fettsäuren (Fitmacherfette)
- bestimmte Aminosäuren (Eiweiß)
- Vitamine
- Mineralstoffe
- sekundäre Pflanzenstoffe
- Ballaststoffe

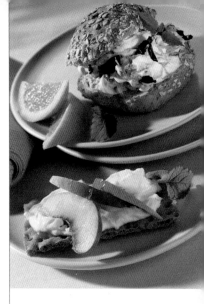

Geben Sie Ihrem Körper Vitalstoffe.

Je mehr Vitalstoffe Ihre Nahrung enthält, desto besser für Ihre Gesundheit. Da die meisten Vitalstoffe nicht wie Fett „für schlechte Zeiten" gespeichert werden können, müssen sie dem Körper immer wieder über die Nahrung zugeführt werden.
Der Nährstoffbedarf kann sich allerdings je nach Alter und Lebenssituation individuell erheblich unterscheiden. Stress ist beispielsweise ein echter Vitaminkiller. Wenn Sie oft gestresst sind, haben Sie einen erhöhten Bedarf an Vitaminen, und wenn Sie diesen nicht über die Nahrung oder Nahrungsergänzung abdecken, werden Sie über kurz oder lang Mangelerscheinungen bekommen. Diese äußern sich beispielsweise in Müdigkeit, Abgeschlagenheit, Konzentrationsschwäche – und das wiederum verschlimmert den Stress häufig noch.

Um alle notwendigen Vitalstoffe aufzunehmen, brauchen wir täglich genügend Nahrung und eine ausgewogene Kost. Wer dauerhaft diätet oder sich keine Zeit zum Essen nimmt, bekommt Mangelerscheinungen.

Ein Mangel an Vitalstoffen tritt entweder auf, wenn Sie insgesamt zu wenig essen oder wenn Sie dauerhaft zu viel vom Falschen essen. Mit einer ausgewogenen Kost benötigt der durchschnittliche Erwachsene täglich mindestens 1200 – 1500 kcal, um seinen Bedarf an allen wichtigen Vitalstoffen zu decken. Frauen, die ständig auf Diät sind, oder gestresste Manager, die nur einmal am Tag etwas essen, erreichen diese Mengen oft überhaupt nicht. In diesen Fällen wäre eine Nahrungsergänzung sinnvoll. Das Falsche zu essen bedeutet dagegen, zwar genügend Kalorien auf dem Teller zu haben, aber zu wenig Vitalstoffe. Das ist beispielsweise dann der Fall, wenn Sie sich hauptsächlich von Weißmehlprodukten, Süßigkeiten und Fertiggerichten aus der Dose ernähren.

Fitmacherfette

Grundsätzlich gilt: Essen Sie möglichst viele **Fitmacherfette** (= ungesättigte Fettsäuren), denn sie erfüllen vielfältige Aufgaben in unseren Zellen und Nerven. So werden sie beispielsweise in

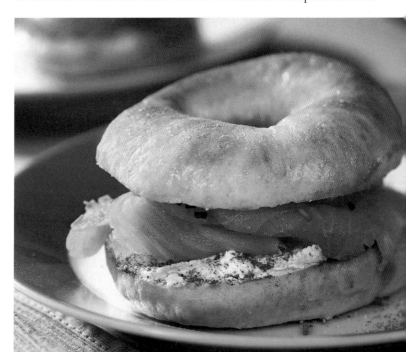

Eine gute Mahlzeit, die sich schnell zubereiten lässt: Lachs mit Frischkäse.

die Zellmembranen eingebaut und zum Aufbau bestimmter Hormone und Botenstoffe verwendet. Besonders im Gehirn werden diese Fette für die reibungslose Denkarbeit dringend benötigt, da sie die Nervenzellen sozusagen geschmeidig halten. Fitmacherfette werden nur bei Überangebot in Dickmacherfette umgewandelt und in den Fettdepots gespeichert. Sie finden sich hauptsächlich in pflanzlichen Ölen, wie zum Beispiel Olivenöl, Rapsöl, Sonnenblumenöl, Distelöl oder Nussöl sowie in Nüssen und fettem Fisch.

Bei Raumtemperatur sind ungesättigte Fettsäuren flüssig, gleichzeitig sind sie hitze-, licht- und sauerstoffempfindlich. Daher sollten hochwertige Öle dunkel gelagert und nicht stark erhitzt werden. In der deutschen Küche herrschen leider Butter, Sahne und Schmalz vor. Öl wird höchstens im Salat verwendet, aber auch da bieten viele Köche lieber Sahnedressing an. Die südlichen Länder mit der mediterranen Kost essen viel gesünder. Dort wird mehr Öl benutzt, dafür gibt es laut verschiedener Studien weniger Herzinfarkte. Bevorzugen Sie für Salat also immer ein Essig-Öl-Dressing gegenüber einem Sahnedressing und probieren Sie anstelle von Käsebrot mit Butter doch einmal Ciabatta mit Tomaten, Basilikum und einigen Tropfen Olivenöl.

Nehmen Sie Essig & Öl statt Sahnedressing auf den Salat.

Eine weitere Quelle der Fitmacherfette sind Nüsse und Kerne. Knabbern Sie also ab und zu Nüsse, Pistazien, Sonnenblumen- oder Kürbiskerne – das ist eine gute Alternative zu Chips und Salzstangen. Vorsicht nur für alle, die zu Übergewicht neigen: Auch Fitmacherfette haben Kalorien!

Leckere Knabberei fürs Gehirn: Nüsse, Kürbiskerne & Co. Die ungesättigten Fettsäuren darin verbessern die Denkleistung.

Besonders hochwertige Fitmacherfette finden Sie in Fisch, und zwar vor allem in Seefischen wie Hering, Makrele und Lachs. In der tiefen kalten See braucht der Fisch Fett in seinen Zellen, das auch bei niedrigen Temperaturen noch flüssig ist. Diese so genannten Omega-3-Fettsäuren haben auch in unserem Organismus vielfältige Funktionen. Daher sollte mindestens einmal in der Woche Fisch auf unserem Teller liegen.

Essen Sie also regelmäßig Fitmacherfette und sparen Sie stattdessen bei den Dickmacherfetten. Von den 60 bis 80 Gramm Fett, die ein Erwachsener täglich braucht, sollten mindestens 20 bis 30 Gramm Fitmacherfette sein (20 Gramm entsprechen zum Beispiel zwei Esslöffeln Öl).

Eiweiß

Eiweiß (Protein) ist ursprünglich nicht als Energielieferant gedacht, sondern als Baustoff, denn Proteine sind die Bausteine von Muskeln, Enzymen, Hormonen und allen anderen Zellen. Kinder und Jugendliche brauchen besonders viel Protein, da sie ihre Körpersubstanz erst bilden müssen, aber auch Erwachsene brauchen ständig Nachschub.

In jedem Moment sterben unzählige Ihrer 70 Billionen Zellen ab und müssen erneuert werden. Dafür brauchen Sie Ersatzteile und diese nehmen Sie über die Nahrung zu sich, denn die neuen Zellen werden aus der Nahrung hergestellt. Wenn Sie nichts essen, können Sie nur etwa sechs Wochen lang überleben, da der Körper dann aus seiner eigenen Substanz leben muss. Wenn Sie dauerhaft zu wenig Protein zu sich nehmen oder zum Beispiel aufgrund von Stress viel verschleißen, verwendet Ihr Körper Muskelprotein, um lebenswichtige andere Zellen zu erneuern.

Eiweiß ist aus verschiedenen Bausteinchen zusammengesetzt, den Aminosäuren. Wie Buchstaben, die in unterschiedlicher Reihenfolge verschiedene Wörter bilden können, bilden Aminosäuren in unterschiedlicher Reihenfolge verschiedene Proteine. Es gibt insgesamt 20 Aminosäuren. Von diesen sind neun lebenswichtig, und sie müssen mit der Nahrung zugeführt werden, da der Körper sie nicht selbst herstellen kann. Den höchsten Anteil dieser Aminosäuren finden Sie in tierischen Lebensmitteln.

Eiweiß ist der Baustoff des Lebens. Der Körper braucht es nicht nur für den Muskelaufbau, sondern für jede einzelne Körperzelle. Wenn nicht genügend Eiweiß gegessen wird, verzehrt der Körper seine eigene Substanz.

Gute Eiweißlieferanten

- Fleisch
- Fisch
- Milch und Milchprodukte
- Eier
- Hülsenfrüchte (Erbsen, Bohnen, Linsen)
- Kombinationen aus pflanzlichen und tierischen Produkten:
  Eier und Kartoffeln, Getreide und Milch, Bohnen und Mais

Tierisches Eiweiß ist für den Menschen wertvoller als pflanzliches. Die Wertigkeit wird durch Kombinationen erhöht.

Wie viel Eiweiß braucht der Mensch? Erwachsene sollten täglich etwa ein Gramm Eiweiß pro Kilogramm Körpergewicht zu sich nehmen, um ihren Eiweißbedarf zu decken. Jemand der 80 kg wiegt, sollte also 80 Gramm Eiweiß aufnehmen. Diese Menge mit einer normalen Mischkost zu erreichen, ist kein Problem. Schwierig kann das allerdings bei Vegetariern werden oder bei Menschen, die nur sehr wenige tierische Produkte essen. Die Menge von etwa 20 Gramm Eiweiß ist beispielsweise enthalten in:

- 100 g Schweinefilet
- 100 g Lachs
- 1/2 Liter Milch
- 150 g Quark
- 80 g Edamer
- 270 g Roggenvollkornbrot (3 Scheiben)

Vor allem bei Diäten besteht die Gefahr, zu wenig Eiweiß zu essen, da proteinhaltige Lebensmittel oft auch viel Fett enthalten. Tipp: Verzehren Sie bei einer Gewichtsreduktion reichlich fettarme Milchprodukte, mageres Fleisch und Fisch. So verhindern Sie den Muskelabbau und damit den Jojo-Effekt.

Vitamine und Mineralstoffe

Vitamine und Mineralstoffe sind die Rädchen und Schrauben des Stoffwechsels. Sie sind zum Beispiel Bestandteile der Enzyme, die die Verdauung der anderen Nährstoffe bewerkstelligen.

Vitamine kann der menschliche Stoffwechsel nicht selbst herstellen, sie müssen daher über die Nahrung aufgenommen werden. Die wasserlöslichen B-Vitamine und Vitamin C werden bei Überschuss vom Körper ausgeschieden, die fettlöslichen Vitamine A, D, E und K können sich ablagern und dürfen daher nicht überdosiert werden (z. B. durch Vitaminpillen).

Vitamine kann der Körper nicht selbst herstellen und auch nicht in größeren Mengen speichern, sie müssen Tag für Tag mit der Nahrung aufgenommen werden. Auch wenn ein echter Vitaminmangel in den Industrienationen eher selten ist, lassen sich viele unspezifische Symptome wie Unkonzentriertheit, Müdigkeit und Motivationsprobleme auf einen Mangel an Vitalstoffen zurückführen. Bei Stress verbraucht unser Körper beispielsweise große Mengen B-Vitamine, Vitamin C und Magnesium, und wer sich nicht ausgewogen ernährt, hat die eigenen Vorräte schnell aufgebraucht. Dabei lassen sich berufliche Anforderungen viel besser ertragen, wenn der Körper alle nötigen Ressourcen in ausreichender Menge zur Verfügung hat.

Gewappnet gegen den Stress

Vitamin/Mineralstoff	Enthalten in
B-Vitamine	Vollkornprodukte, Fisch, Fleisch
Vitamin C	Zitrusfrüchte, Johannisbeeren, Sanddorn, Acerola
Vitamin E	Öle, Nüsse
Magnesium	Vollkornprodukte, Hülsenfrüchte, Fleisch

Gute Anti-Stress-Snacks sind Vollkornkekse, Studentenfutter und Fruchtschnitten.

Ähnlich wie Vitamine haben Mineralstoffe ganz unterschiedliche Funktionen im Körper, und Mangelerscheinungen können sich schnell negativ auswirken. Calcium und Fluor sind beispielsweise am Aufbau der Knochen beteiligt. Natrium und Kalium sind vor allem für die Regulierung des Wasserhaushaltes zuständig und darum immer gefragt, wenn man viel schwitzt oder aus anderen Gründen Wasser verliert. Magnesium, das Nerven-und-Muskel-Mineral, ist vor allem für Sportler und Gestresste wichtig.

Sekundäre Pflanzenstoffe

Hinter diesem Begriff verbergen sich die Farb-, Geruchs- und Geschmacksstoffe pflanzlicher Lebensmittel. Zu dieser Gruppe zählen mehr als 60 000 verschiedene Substanzen, von denen ca. 10 000 für die menschliche Ernährung eine Rolle spielen. Sekundäre Pflanzenstoffe haben verschiedene Wirkungen auf den Organismus, allen voran die Verbesserung der Immunfunktion. Weiterhin können sie die Krebsentstehung hemmen. Die bekannteste Stoffgruppe sind wohl die Carotinoide, die rot-orangen und gelben Farbstoffe in Möhren und rotem Gemüse, die besonders mit der Krebsvorbeugung in Verbindung gebracht werden.

In jüngster Zeit ist auch die Gruppe der blauen und violetten Farbstoffe (Flavonoide) in der öffentlichen Diskussion bekannter geworden. Diese Stoffe finden sich in Früchten, besonders in blauen Trauben (und damit auch in Rotwein) und wurden vor allem für ihre blutverdünnende Wirkung und Vorbeugung von Herz-Kreislauf-Erkrankungen bekannt. So hat man zum Beispiel festgestellt, dass die Franzosen, die ja bekanntlich viel Rotwein trinken, seltener unter Herz-Kreislauf-Erkrankungen leiden als die Deutschen. Die Wirkung der Flavonoide im Rotwein ist allerdings nur positiv, solange man nicht zu viel Wein trinkt, damit nicht die negativen Wirkungen des Alkohols überwiegen. Mehr als ein bis zwei Gläser am Tag sollten Sie nicht trinken – essen Sie stattdessen lieber ein paar Weintrauben.

Grundsätzlich fallen sämtliche Geruchs- und Geschmacksstoffe in Obst und Gemüse unter den Begriff der sekundären Pflanzenstoffe, zum Beispiel die Säure in Zitrusfrüchten, die Schärfe in Radieschen und Rettich und die Bitterstoffe in Chicoree. Jeder kennt auch die Sulfide, die den strengen Geruch von Zwiebeln und Knoblauch hervorrufen. Die Scharfmacher in Gewürzen wie Chilis und die Sauermacher in Zitrusfrüchten wirken übrigens aktivierend – manchmal sogar besser als eine Tasse

Je intensiver ein pflanzliches Lebensmittel duftet und schmeckt, desto besser für unsere Gesundheit.

Sekundäre Pflanzenstoffe sind häufig Schutzstoffe, mit denen sich die Pflanze schützt. Diese Substanzen kann auch der menschliche Organismus als Schutz z.B. vor Infektionen nutzen. Die Wirkungen von Heilkräutern beispielsweise sind auf sekundäre Pflanzenstoffe zurückzuführen.

Kaffee. Sauer macht lustig und scharf regt an – der Volksmund hat diese Wirkungen schon früh erkannt.

Essen Sie bunt

Wie oft essen Sie Obst und Gemüse am Tag?

Mit „bunt essen" sind keine Gummibärchen oder M & Ms gemeint, sondern Obst und Gemüse in allen Variationen. Diese bunten Fitmacher sehen nicht nur schmackhaft aus, sondern enthalten auch von allen Lebensmitteln die meisten Vitamine, Mineralstoffe und sekundären Pflanzenstoffe. Essen Sie mindestens fünf Portionen Obst und/oder Gemüse am Tag – egal, ob roh, gekocht, gebacken oder als Saft.

- Beginnen Sie zum Frühstück mit einem frischen Orangensaft oder einem Müsli mit Obst.
- Essen Sie einen Apfel oder eine Banane, wenn Sie der Hunger zwischendurch packt.
- Nehmen Sie zu jeder Hauptmahlzeit einen Salat und eine Gemüsebeilage.
- Stellen Sie ab und zu eine tiefgefrorene Gemüsemischung in die Mikrowelle.
- Wählen Sie eine Pizza mit Gemüse.
- Schneiden Sie eine Tomate oder ein paar Scheiben Gurke aufs Käsebrot – das schmeckt außerdem gleich noch viel besser.
- Trinken Sie einen frisch gepressten Obstsaft, zum Beispiel beim Aufenthalt am Bahnhof.

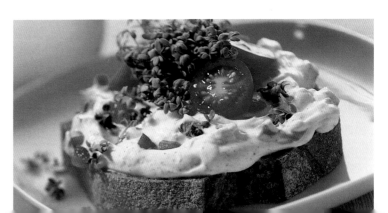

Paprikaquark mit Tomate und Kresse auf Vollkornbrot – es ist so leicht, bunt zu essen.

Obst und Gemüse für den richtigen Kick

Obst	Wirkung					Tipp
	macht wach	verbessert die Konzentrationskraft	verbessert die Stimmungslage	beruhigt die Nerven	gibt Schwung	
Aprikose	x	x	x			
Avocado	x	x				Avocados können roh gegessen werden, z. B. als Brotbelag
Banane				x		
Dattel	x	x			x	sehr gut für „Geistesarbeiter", aber Datteln sind mit ca. 300 kcal/100 g ziemlich kalorienreich
Feige	x	x	x	x	x	Feigen können so gegessen werden, schmecken aber auch gut in Joghurt oder Müsli
Kiwi		x	x	x		Kiwis enthalten sehr viel Vitamin C und schützen vor Erkältungskrankheiten
Mango		x		x	x	
Orange	x	x			x	
Papaya	x		x		x	eine Woche lang täglich 1 Papaya essen und Sie werden vitaler, frischer, aktiver
Pfirsich	x		x	x	x	
Weintraube	x		x	x		

Gemüse	Wirkung					Tipp
	macht wach	verbessert die Konzentrationskraft	verbessert die Stimmungslage	stärkt die Nerven	gibt Schwung	
Brokkoli			x	x		
Feldsalat		x		x	x	gut bei Herzbeschwerden und Eisenmangel
Fenchel			x	x		
Karotte				x		
Kohlrabi	x	x	x	x	x	
Kopfsalat	x	x		x	x	
Mais	x	x	x	x		in Dosen auch gut fürs Büro geeignet
Mangold	x	x		x	x	250 g Mangold, gegen 12 Uhr gegessen, verhindern noch am späten Nachmittag das „Müdigkeitsloch"
Paprika		x				Rote Paprika enthalten mehr Vitamine als die grünen, die noch unreif sind
Rosenkohl	x	x	x		x	
Rotkohl	x		x			
Sauerkraut	x		x	x	x	
Soja	x	x	x	x	x	Soja und Tofu: die Produktpalette ist riesig
Spargel		x	x	x	x	
Spinat		x	x		x	
Tomate	x		x			
Weißkohl		x	x	x	x	Weißkohlsaft soll bei Magengeschwüren helfen
Zucchini		x		x	x	

Ballaststoffe

Auch die Ballaststoffe gehören zu den Power-Stoffen. Sie helfen, den Darm so richtig schön „durchzuspülen". Jeder, der mit Verstopfung Probleme hat, weiß, wie wichtig es ist, genügend Ballaststoffe zu sich zu nehmen. Ballaststoffe finden sich hauptsächlich in Gemüse, Obst und Vollkornprodukten. Ein Vorteil von Vollkornprodukten ist die lang anhaltende Sättigung. Aber sie enthalten auch viele Vitalstoffe wie Vitamine und Mineralstoffe. Ballaststoffe verzögern die Kohlenhydratverdauung und bewirken, dass der Blutzucker nur langsam ansteigt. Damit unterstützen sie die gleichmäßige Leistungsbereitschaft des Körpers.

Ballaststoffreiche Lebensmittel

- Vollkornprodukte, Naturreis, Vollkornnudeln
- Müsli und Getreideflocken
- Gemüse
- Obst (besonders Beeren)
- Hülsenfrüchte

Praktische Tipps

- Kaufen Sie Brot, Brötchen und Toast in der Vollkorn-Variante.
- Wenn Sie die groben Körner nicht gut vertragen, wählen Sie fein gemahlene Brötchen oder Toast.
- Trinken Sie immer genug, wenn Sie Vollkornprodukte essen.
- Verwenden Sie Vollkornnudeln und Naturreis.
- Wenn es Süßes sein soll, dann probieren Sie Vollkornkekse.
- Stellen Sie langsam auf Vollkornprodukte um, damit sich Ihr Körper daran gewöhnen kann.

Der wichtigste Vorteil von Vollkornprodukten für Berufstätige: Sie machen satt. Die Ballaststoffe quellen bereits im Magen auf und sorgen für ein angenehmes Sättigungsgefühl. Wenn Sie wissen, dass Sie den ganzen Tag über wenig Zeit zum Essen haben werden, frühstücken Sie morgens Vollkornbrot und Müsli.
Wichtig: zu Vollkornprodukten immer viel trinken.

Qualitätsmanagement in punkto Essen

Essen ist Gewohnheitssache. Wir mögen das, was wir häufig essen und das führt dazu, dass wir immer wieder das Gleiche essen. Variieren Sie Ihren Speiseplan und probieren Sie neue Lebensmittel und Gerichte aus.

Bei einer guten und ausgewogenen Ernährung spielt neben dem, was man isst, auch eine große Rolle, wie man seine Mahlzeiten gestaltet. Gerade Berufstätige finden häufig nicht die Zeit, sich mit ihrer täglichen Essensaufnahme intensiver auseinander zu setzen, und ernähren sich daher einseitig, essen schnell während der Arbeit und schaffen es nicht, gute Vorsätze in die Tat umzusetzen.

Die Abwechslung macht's

Die beste Voraussetzung, um alle wichtigen Vitalstoffe zu bekommen, ist eine abwechslungsreiche Speiseplangestaltung. Je mehr unterschiedliche Dinge Sie essen, desto größer ist die Wahrscheinlichkeit, dass auch etwas Gesundes dabei ist. Wer jeden Tag mehr oder weniger das Gleiche isst, ernährt sich möglicherweise zu einseitig. Das fängt schon beim Frühstück an, das vielleicht jeden Tag aus einem Marmeladenbrötchen und einer Tasse Kaffee besteht. Auch wer jeden Tag aus Zeitmangel zum gleichen Bäcker oder Fast-Food-Restaurant um die Ecke geht, bringt wenig Abwechslung ins Essen. Probieren Sie neue Dinge aus und bestellen Sie in Ihrem Stammlokal einmal etwas ganz anderes als sonst. Durchforsten Sie das Kühlregal im Supermarkt nach neuen Produkten und gehen Sie zu einem Imbiss, den Sie noch nicht kennen.

Essen Sie bewusst

Es wird immer wieder diskutiert, ob nun drei oder fünf Mahlzeiten am Tag besser sind und ob sich Zwischenmahlzeiten günstig auf die Leistungsfähigkeit auswirken oder ob man davon nur noch müder wird. Fakt ist: Die Gestaltung des Essensrhythmus bestimmt mit darüber, wie fit man den Tag über und auch am Abend ist. Dabei gibt es individuelle Unterschiede:

Es gibt Menschen, die nur wenig auf einmal essen können und die alle zwei bis drei Stunden etwas zu Essen brauchen. Andere kommen besser damit klar, wenn sie sich dreimal richtig satt essen und dann für fünf oder sechs Stunden das Thema Essen vergessen. Folgende Faktoren sollten Sie berücksichtigen:

Regelmäßigkeit

Wichtig ist eine gewisse Regelmäßigkeit beim Essen. Man sollte versuchen, einen eigenen Rhythmus für die Mahlzeiten zu finden und diesen mehr oder weniger beizubehalten. Der Körper gewöhnt sich an Mahlzeitenfolgen, und wer jeden Tag zu einer anderen Zeit isst, bereitet seinem Körper Stress.

Drei Mahlzeiten pro Tag sollten es übrigens mindestens sein, da man mit nur einer oder zwei Mahlzeiten kaum die erforderliche Kalorienmenge erreicht.

Regelmäßig essen macht schlank! Wer sich Zeit zum Essen lässt, nimmt weniger leicht zu: Kinder und Erwachsene haben statistisch gesehen ein viel größeres Risiko, dick zu werden, wenn sie das Frühstück ausfallen lassen.

Nehmen Sie sich Zeit!

Planen Sie feste Zeiten zum Essen ein und nehmen Sie sich dann auch die Zeit – mindestens 20 Minuten, denn der Körper empfindet Sättigung erst nach etwa 15 bis 20 Minuten. Untersuchungen haben gezeigt, dass der durchschnittliche Deutsche in gerade mal sieben Minuten sein Mittagessen verspeist. Durch das schnelle Essen wird häufig auch zu viel gegessen – alle, die abnehmen wollen, sollten sich daher besonders viel Zeit zum Essen nehmen.

Eine Mahlzeit aus mehreren kleinen Gängen füllt den Magen nachhaltiger und führt in der Summe zur Aufnahme von weniger Kalorien als beispielsweise eine Riesenportion Nudeln.

Essen als Pause

Nutzen Sie die Mahlzeiten bewusst als Pause, denn Essen kann wunderbar entspannen. Hastiges Essen belastet dagegen die Verdauungsorgane, liegt schwer im Magen und macht müde. Entspannt essen kann man aber nur, wenn man sich nicht nebenbei mit etwas anderem beschäftigt. Manchmal ist es auch wichtig, sich zum Essen von den Kollegen abzuschotten, damit man wirklich Ruhe hat.

Ein fester Platz zum Essen

Suchen Sie sich einen festen Platz zum Essen, und das sollte nicht Ihr Arbeitsplatz sein. Essen Sie nur an diesem Platz – auch Süßigkeiten und Knabbereien. Damit essen Sie automatisch bewusst und nur das, was Sie wirklich brauchen. Etablieren Sie Ihren Essensplatz als Anker für Entspannung, Pause und Genuss und Sie werden schon nach kurzer Zeit eine neue Qualität beim Essen verspüren.

Entwickeln Sie eine „Essensdisziplin"

Halten Sie sich an Ihre Mahlzeiten und lassen Sie sie nicht ausfallen – auch wenn gerade noch so viel Arbeit ansteht. Wenn Sie sich aufgrund Ihres knurrenden Magens nicht konzentrieren können, dauert die Arbeit nur länger.

Halten Sie sich aber auch zurück, wenn Sie außerhalb Ihrer Mahlzeiten etwas angeboten bekommen, zum Beispiel Gummibärchen von der Kollegin oder Kekse auf einer Konferenz.

Motivationshilfen – So schaffen Sie es, dabei zu bleiben

Über Geschmack lässt sich nicht streiten. Vorlieben für bestimmte Speisen und Getränke sind in der Regel erlernt. Aber genauso wie man sich an fett- und zuckerreiche Speisen gewöhnen kann, gewöhnt man sich auch an weniger kalorienreiche Nahrung. Interessant ist, dass man dann die fetten und zuckersüßen Dinge nicht mehr mag.

Was wollen Sie durch die Optimierung Ihrer Ernährung erreichen? „Dass ich gesund bleibe", werden Sie jetzt vielleicht denken. Wahrscheinlich ist dieses Ziel aber nicht besonders motivierend, wenn auf dem Tisch neben Ihnen eine offene Tüte Chips liegt. Diese Erfahrung haben alle schon gemacht, die „eigentlich abnehmen wollen" oder aufgrund erhöhter Blutwerte oder Empfehlungen des Arztes ihre Ernährung umstellen sollten. Wenn das Ziel zu weit weg, abstrakt oder negativ formuliert ist, ist es nicht motivierend. Finden Sie also ein Ziel, das Sie wirklich motiviert, und Sie werden keine Probleme damit haben, Ihre guten Vorsätze auch umzusetzen. Wollen Sie beispielsweise den ganzen Tag voll konzentriert arbeiten können? Schlank werden oder zunehmen?

Notieren Sie Ihr Ziel schriftlich, damit Sie es immer wieder vor Augen haben. Nicht umsonst gibt es den Spruch „Wer nicht weiß, wohin er will, braucht sich nicht wundern, wenn er woanders ankommt." Ein klares Ziel vor Augen hilft Ihnen, die Ernährungstipps und Ratschläge auch tatsächlich dauerhaft durchzuhalten und sich nicht von jeder offenen Pralinenschachtel verführen zu lassen.

Wenn Sie Ihr Ziel kennen, überlegen Sie, welche Schritte notwendig und vor allem praktikabel sind, um es zu erreichen. Das können kleine Dinge sein, wie das Bestellen eines Salats anstatt der Pizza Salami oder neue Variationen von Pausenbroten auszuprobieren. Manchmal ist es aber auch notwendig, Kollegen oder den Chef miteinzubeziehen, wenn es beispielsweise darum geht, einen Wasserspender aufzustellen, Obst für Konferenzen einzukaufen oder eine Essecke für die Mitarbeiter einzurichten. Dann geht es an die Umsetzung: Gehen Sie dabei schrittweise vor. Nehmen Sie sich zunächst **einen** Punkt vor, den Sie umsetzen möchten, und tun Sie das dann ganz konsequent, zum Beispiel nur noch an Ihrem Essensplatz zu essen, sich Zeit zum Essen zu nehmen oder jeden Tag zwei Flaschen Mineralwasser zu trinken. Schon Kleinigkeiten haben oft eine durchschlagende Wirkung.

Und wenn es einmal Tage gibt, an denen Sie es einfach nicht schaffen, sich an Ihre Vorsätze zu halten, nehmen Sie es locker. Solange es einzelne Tage bleiben, werden sie Ihnen nicht schaden. Denken Sie daran: „Nicht zwischen Weihnachten und Neujahr wird der Mensch dick, sondern zwischen Neujahr und Weihnachten."

Ziele sind häufig negativ formuliert: „Ich will nicht mehr so schlapp sein" oder „ich möchte nicht mehr dick sein". Unser Gehirn kann mit dem Wort „nicht" aber nichts anfangen. Es braucht eine klare positive Anweisung, um ein Ziel zu erreichen.

Machen Sie Ihren inneren Schweinehund zum Freund: Er möchte nur Gutes für Sie. Formulieren Sie ein klares Ziel und fragen Sie ihn, wie er zusammen mit Ihnen dazu beitragen kann, es zu erreichen. Sie werden überrascht sein, wie einfach das geht.

Trinken ist wichtiger als Essen

Der Mensch kann einige Wochen ohne Nahrung auskommen, aber nur wenige Tage ohne Wasser. Für Berufstätige und Menschen, die viel unterwegs sind, ist es oft schwierig, genügend zu trinken. Doch gerade wer angespannt im Beruf ist, sollte stets genug trinken, denn Flüssigkeitsmangel kann unter anderem zu Kopfschmerzen und Konzentrationsschwierigkeiten führen.

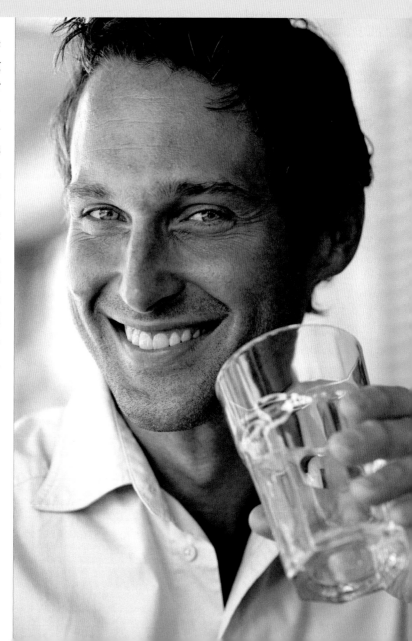

Wasser, Saft und Kräutertee

Ein Teil der benötigten Flüssigkeit kommt aus der Nahrung. Wenn Sie jeden Tag viel Obst, Salat und Gemüse essen, geben Sie Ihrem Körper auf diese Weise auch Flüssigkeit. Den Rest – mindestens 1,5 Liter pro Tag – müssen Sie trinken, und zwar am besten in Form von Wasser, Saftschorle oder ungesüßtem Tee. Fruchtsäfte schmecken nicht nur lecker, sondern bringen gleichzeitig auch Vitamine. Bei Saft gibt es allerdings große Qualitätsunterschiede. Achten Sie darauf, dass auch wirklich Saft draufsteht und nicht „Nektar" oder „Fruchtsaftgetränk", denn der Fruchtanteil unterscheidet sich bei diesen Getränken erheblich. So werden für die Herstellung von einem Liter Orangensaft etwa 15 Orangen verwendet, für Orangennektar nur fünf, für Orangenfruchtsaftgetränk nur ein bis zwei und für Orangenlimonade eine halbe Orange. Der Rest ist Wasser, Zucker und Aromastoffe.

Ebenfalls gut geeignet sind Früchte- und Kräutertees, am besten ungesüßt. Diese können Sie auch zu Hause zubereiten und in einer Thermoskanne warm oder kalt mit ins Büro nehmen. Nicht zu empfehlen sind Instant-Tees, da sie sehr viel Zucker enthalten. Dasselbe gilt für Eistees.

Da Säfte einen relativ hohen Kaloriengehalt haben (je nach Sorte zwischen 30 und 70 kcal), sind Saftschorlen die bessere Alternative. Sie sollten mindestens zur Hälfte aus Wasser bestehen.

Probieren Sie auch mal aromatisiertes Wasser (ohne Zuckerzusatz) oder geben Sie einfach einen Spritzer Zitrone ins Wasser.

Zuckergehalt in Getränken		
Getränk	Zuckergehalt pro Liter (inkl. Fruchtzucker)	Anzahl Würfelzucker
Apfelsaft	113 g	38
Coca Cola	110 g	36
Fanta Orange	100 g	33
Orangensaft	90 g	30
Eistee	72 g	24
Cola light	weniger als 1 g	0

Den Zuckergehalt von Getränken sehen Sie am Zutatenverzeichnis: Der Kohlehydratanteil entspricht dem Zuckergehalt.

Zum Vergleich	
1 Stück Würfelzucker	3 g
1 gestrichener Kaffeelöffel Zucker	5 g
1 gehäufter Kaffeelöffel Zucker	10 g
1 gehäufter Esslöffel Zucker	20 g

Iso-, Sport- und Power-Drinks

Ein empfehlenswertes Sportlergetränk zeichnet sich vor allem durch einen geringen Zuckergehalt aus. Dieser sollte 3 – 6 g/100 ml nicht überschreiten. Eine hohe Konzentration von Zucker entzieht den Zellen Wasser. Deshalb bekommt man von Limonaden meistens noch mehr Durst.

Unter diesen Bezeichnungen findet man viele Angebote in der Getränkeabteilung, die einem suggerieren, dass es sich hier um besonders gesunde Produkte handelt. Ein isotonisches Getränk soll den Mineralstoffverlust durch den Schweiß ausgleichen, denn bei starkem Schwitzen kommt es zu Verlusten bei Natrium, Kalium, Magnesium und Chlorid. Der normale Freizeitsportler braucht jedoch keine speziellen Getränke, da die Mineralstoffverluste durch die ganz normale Nahrung ausgeglichen werden. Power- und Energy-Drinks enthalten unter anderem Koffein, und häufig steht die belebende Wirkung bei der Werbung stark im Vordergrund („verleiht Flügel …"). Allerdings sind die Koffeingehalte teilweise sehr viel geringer als bei normalem Kaffee, dafür nehmen Sie mit diesen Produkten gleichzeitig große Mengen an Zucker zu sich. Wunderstoffe wie Taurin, Q10 oder Carnitin haben meistens gar keine Wirkung, da unser Körper sie in der Regel in ausreichender Menge selbst herstellen kann.

Sauerstoffwasser: Mehr bringen ein paar tiefe Atemzüge am offenen Fenster.

So genannte Wellness-Getränke enthalten bestimmte Pflanzen- und Teeextrakte, die dem Körper einen besonderen Wohlfühl-Kick vermitteln sollen. Für eine echte Wirkung sind meistens nicht genug Zusätze drin, es sei denn, man trinkt mehrere Flaschen am Tag. Allgemein gilt für diese Getränke: Solange nicht zu viel Zucker enthalten ist (unter 6 g/100ml) oder man sie mit Wasser verdünnt, stellen sie eine gute Trink-Alternative dar.

Kaffee und Cola –
die Wachmacher der Nation

158 Liter Kaffee und 41 Liter Cola trinken die Deutschen pro Kopf und Jahr – durchschnittlich also etwa zwei Tassen Kaffee am Tag. Vor allem bei der Arbeit, im Büro, bei Besprechungen, Verhandlungen und Konferenzen wird gerne zur Kaffeetasse gegriffen. Auch im Sprachgebrauch hat sich der Begriff „einen Kaffee trinken gehen" für viele verschiedene Arten des Treffens durchgesetzt. Was ist aber wirklich dran am Mythos Wachmacher Koffein? Das im Kaffee, schwarzem und grünem Tee sowie Cola-Getränken enthaltene Koffein wirkt über ein kompliziertes System auf den Organismus und führt dazu, dass der Blutdruck steigt und Adrenalin ausgeschüttet wird. Das führt zu erhöhter Konzentration und Wachheit. Bei manchen Menschen wirkt Koffein sofort, bei anderen erst nach Stunden. Manche bemerken auch gar nichts. Der Körper neigt dazu, sich an Koffein zu gewöhnen – das bedeutet, man braucht immer mehr koffeinhaltige Getränke, um überhaupt noch eine Wirkung zu spüren. Wenn Sie Magenprobleme haben, sollten Sie statt Kaffee lieber Espresso trinken. Dieser enthält weniger Röst- und Bitterstoffe und ist somit besser verträglich. Am ungünstigsten für Magenempfindliche ist der abgestandene Kaffee in Thermoskannen, der bereits mehrere Stunden auf dem Konferenztisch steht, weil sich mit der Zeit immer mehr Säuren im Kaffee bilden. Gilt Kaffee als Getränk oder nicht? Viele sagen, dass Kaffee nicht nur den Geist, sondern auch die Blase stimuliert und den Körper entwässert und somit nicht bei der täglichen Trinkmenge berücksichtigt werden sollte. Diese Wirkung ist allerdings individuell stark unterschiedlich. Wenn Sie nach dem Kaffeetrinken öfter die Toilette aufsuchen müssen als sonst, sollten Sie unbedingt ein Glas Wasser zum Kaffee trinken, um den erhöhten Flüssigkeitsverlust wieder auszugleichen.

Wer genau weiß, wie und wann er auf Kaffee & Co. reagiert, hat einen Vorteil: Gezielt, zum Beispiel eine halbe Stunde vor einem wichtigen Termin, eine Tasse Espresso zu trinken, macht hellwach und stimuliert den Geist. Das funktioniert aber nur, wenn der Körper nicht an große Mengen Koffein gewöhnt ist.

Durchschnittliche Koffeingehalte

Getränk		Koffein pro Getränkeeinheit
Kaffee	Kaffeemaschine	50 – 150 mg pro Tasse
	Espresso	100 – 140 mg pro Espressotasse
Tee, Beutel	schwarz, 1 Min. Brühzeit	50 – 100 ml pro Teetasse
	schwarz, 5 Min. Brühzeit	30 – 60 mg pro Teetasse
Cola-Getränke		40 – 80 mg pro Literflasche
Energiedrinks		50 – 100 mg pro Dose (250 ml)
Kakao		50 mg pro Tasse

Ungünstig ist Koffein, wenn es mit viel Zucker getrunken wird. Zucker in koffeinhaltigen Getränken bewirkt, dass das Koffein schneller ins Gehirn gelangt, doch die entstehenden Blutzuckerschwankungen führen schon nach kurzer Zeit wieder zu Müdigkeit und machen so den Wachmacher-Effekt schnell zunichte.

Koffein in anderer Form

Energy-Traubenzucker	40 mg pro 45 g-Päckchen
Pocket Coffee	20 mg pro Stück
Coffein-Guarana-Bonbons	85 mg pro 21 g-Päckchen
Mocca-Joghurt (von Emmi)	40 mg pro Becher

Schwarzer und grüner Tee enthalten ebenfalls Koffein, allerdings in geringerer Konzentration. Die Koffein-Menge hängt bei Tee vor allem von der Zubereitung ab. Schwarzer Tee enthält am meisten Koffein, wenn er eine bis drei Minuten zieht und weniger, wenn er länger als drei Minuten zieht.

7 goldene Regeln für den Kaffeegenuss

- 92 bis 96 °C Brühtemperatur
  Unter 80 °C vermindert sich die Ausbeute stark, über 96 °C verflüchtigen sich die Aromastoffe zu schnell.
- 4 bis 6 Minuten Brühzeit
- Warmhalte- und Serviertemperatur zwischen 80 und 85 °C
  Sonst schmeckt's wie „kalter Kaffee".
- mittlerer Mahlgrad
  Ist das Kaffeepulver zu fein, kann es sich zusammenballen und wird nicht vollständig vom Wasser benetzt. Zu grob gemahlener Kaffee hat zu wenig Oberfläche, das heiße Wasser kann die löslichen Stoffe in der Brühzeit nicht alle herauslösen.
- 6 bis 8 g Kaffee pro Tasse, 50 bis 65 g pro Liter Wasser
- maximal 15 Minuten warmhalten
- Kaffee möglichst frisch mahlen und zubereiten

Ist Cola Light besser?

Es gibt Cola ohne Zucker und Koffein und Cola ohne Zucker aber mit Koffein. Light-Getränke sind in der Regel mit Süßstoffen gesüßt. Dies sind kalorienfreie oder kalorienarme Süßungsmittel, die unter anderem in Getränken zum Zuckersparen eingesetzt werden. Light-Getränke sind als Trink-Alternativen geeignet, sofern man Süßstoff verträgt und keinen Heißhunger davon bekommt, wie es bei manchen Menschen der Fall ist. Süßstoffe an sich sind gesundheitlich unbedenklich.

Essen im Beruf

Nur wenige Berufstätige können über Mittag nach Hause gehen. Die Mehrzahl der arbeitenden Menschen isst in der Firma. Wenn es dort die Möglichkeit einer warmen, leichten Mahlzeit gibt, sollten Sie sie nutzen, denn das belebt Körper und Geist.

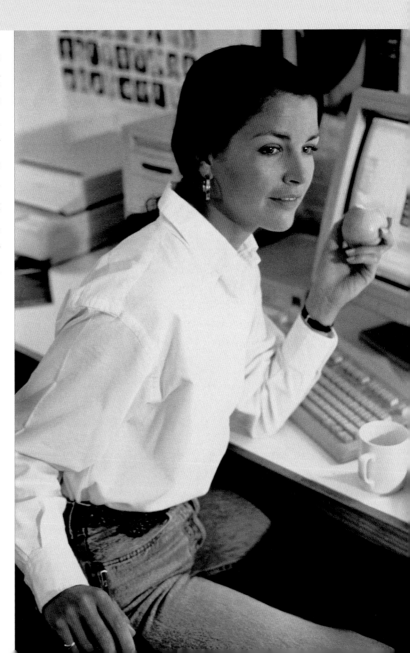

Kantine, Brote oder Imbiss

Berufstätige sind häufig auf die Verpflegung an ihrem Arbeitsplatz angewiesen, da sie den größten Teil ihrer Zeit nicht zu Hause verbringen. Damit geben sie einen großen Teil der Verantwortung für ihre Ernährung an andere ab. Dennoch gibt es auch in diesen Situationen Möglichkeiten, auf eine gesunde Ernährung zu achten.

Die Kantine optimal nutzen

Mit Kantinen verbindet man traditionellerweise ungesundes und zerkochtes Essen. Je nach Betriebsgröße müssen die Küchenchefs Hunderte bis Tausende Essen täglich zubereiten. Da bleibt oft wenig Raum für Frische. Außerdem ist jegliche Art der Gemeinschaftsverpflegung immer auch eine Kostenfrage. Wenn das Essen in der Kantine billig sein muss, kann es häufig einfach nicht sehr hochwertig sein. Glücklicherweise gibt es immer mehr Unternehmen, die erkennen, wie wichtig eine ausgewogene Ernährung für die Leistungsfähigkeit der Mitarbeiter ist und die Kantinenkost entsprechend gestalten.

Der Kantinen-Check:

- Gibt es täglich drei oder mehr verschiedene Gerichte?
- Gibt es regelmäßig vegetarische Gerichte oder Fisch?
- Gibt es Salat? Wenn ja, gibt es die Möglichkeit, das Dressing selbst mit Essig und Öl zuzubereiten?
- Gibt es auch Fleisch und Fisch, die nicht paniert sind?
- Gibt es verschiedene Beilagen zur Auswahl (Beispiel: Pommes und Salzkartoffeln)?
- Gibt es verschiedene Gemüsebeilagen?

Machen Sie den Check:
Wie gut ist Ihre Kantine?

- Gibt es frisches Obst?
- Werden kalorienarme Getränke wie Wasser und Apfelschorle angeboten?
- Werden Gerichte auch frisch zubereitet (zum Beispiel im Wok)?

Je mehr Fragen Sie mit Ja beantworten können, desto besser. Wenn Sie viele Fragen verneinen müssen, sollten Sie öfter frisches Obst von zu Hause mitbringen oder sich auch nach anderen Verpflegungsmöglichkeiten umsehen.

Die folgenden Abschnitte zeigen Ihnen, was Sie in der Kantine berücksichtigen sollten.

Salate

Auch in der Kantine gilt: Essen Sie bunt. Zu jeder Mahlzeit mindestens eine Salat- oder Gemüsebeilage und eventuell Obst als Nachtisch oder ein Fruchtsaft dazu.

Egal ob Salatbuffet oder Portionsschälchen – Salat in der Kantine wird in der Regel schon morgens zubereitet und hat mittags wahrscheinlich bereits einen Teil seiner Vitamine eingebüßt. Das sollte Sie aber nicht davon abhalten, Salat zu essen. Ein Kantinensalat ist immer noch besser als kein Salat, denn Gemüse und Salat sind die Lebensmittel mit der höchsten Vitalstoffdichte, auch wenn sie in der Kantine zubereitet sind. Wenn möglich, bevorzugen Sie Essig und Öl gegenüber Sahne- oder Joghurtdressing.

Hauptspeisen

Meistens werden mehrere Gerichte angeboten, Fleisch in verschiedenen Varianten, Fisch und vegetarische Gerichte. Fleisch und Fisch sind natur gebraten oder gedünstet zu empfehlen, zum Beispiel Tafelspitz, Naturschnitzel oder Lachsfilet. Panierte Schnitzel enthalten durch die Panade sehr viel Fett und liegen später wie ein Stein im Magen. Das ist übrigens häufig auch bei Gemüsebratlingen der Fall. Vegetarisch heißt leider nicht automatisch gesund, denn manchmal enthalten die vegetarischen Gerichte sogar noch mehr Fett als „normale" Speisen. Sehr gut geeignet sind vegetarische Gerichte jedoch, wenn Gemüse das Fleisch ersetzt, zum Beispiel in der Gemüselasagne. Hackfleisch hat nämlich viel Fett, Gemüse aber nicht.

Beilagen

Wählen Sie zu jedem Essen mindestens eine Gemüsebeilage. Meistens gibt es verschiedene Angebote zur Auswahl. Die Stärkebeilagen sollten möglichst fettarm sein, also zum Beispiel Kartoffeln, Reis oder Nudeln. Es müssen nicht immer Pommes sein, besonders wenn das Fleisch schon paniert ist. So viel Fett lähmt Sie nach dem Essen für Stunden. Apropos Fett im Essen: Auch in der Kantine gibt es versteckte Fette. Wenn Kartoffeln, Nudeln und Gemüse glänzen, ist nämlich oft Fett im Spiel. Nudeln werden in der Gastronomie beispielsweise gerne mit einem Stück Butter vermengt, damit sie nicht zusammenkleben. Zur Not lassen Sie die Beilagen einfach weg und essen nur Salat mit Fleisch.

Wählen Sie mindestens eine Gemüsebeilage.

Dessert

Das optimale Dessert ist ein Obstsalat, den es in Kantinen leider nur selten gibt. Ebenfalls unbedenklich sind Früchtekompott, Joghurt oder Fruchtquark. Weniger zu empfehlen sind dagegen Puddings oder undefinierbare Milch-Sahne-Cremes, denn diese enthalten neben dem hohen Zuckeranteil auch viel Fett. Bringen Sie sich im Zweifelsfall einfach ein Stück Obst von zu Hause mit, das Sie nach dem Essen oder nachmittags anstelle des Desserts verzehren. Dann haben Sie auf jeden Fall etwas Frisches gegessen.

Was tun, wenn Ihre Kantine nicht das optimale Essen bietet? Optimieren Sie einfach Ihre anderen Mahlzeiten, sprich Frühstück, Zwischenmahlzeiten und Abendessen. Wenn Sie dann viel Frisches und „Buntes" essen, können Sie Defizite spielend leicht ausgleichen.

Von zu Hause mitgebracht

Viele Berufstätige bringen sich ein „Lunchpaket" von zu Hause mit. Dazu gehört traditionellerweise ein belegtes Brot. Denken Sie jedoch immer daran: Das Auge isst mit. Ein lieblos geschmiertes graues Brot mit grauer Wurst animiert nicht gerade zum Essen und ist auf Dauer langweilig. Halten Sie zu Hause also immer ein paar Radieschen, Tomaten und eine Salatgurke parat, mit denen Sie Ihr Pausenbrot aufpeppen können. Das macht es nicht nur optisch und geschmacklich ansprechender, sondern bringt gleichzeitig noch in paar Vitalstoffe in das Brot. Und viel Arbeit macht es auch nicht. Weitere Alternativen sind Apfelspalten, Oliven, Salatblätter, Paprikastreifen und Sprossen. Sie können auch tiefgefrorene Kräuter aufs Brot streuen – das macht gar keine Arbeit, und Kräuter sind ebenso gesund! Auch die Brotsorte lässt sich leicht variieren. Deutschland ist das Land der Brote, es gibt hier mehrere hundert verschiedene Brot-, Brötchen- und Toastvarianten. Bereiten Sie sich zum Beispiel ein Dinkelbrötchen oder ein Sandwich aus großen Voll-

Je bunter ein Brot garniert ist, desto leckerer sieht es aus und schmeckt es auch. Dekorieren Sie Ihr Brot mit frischen Salaten und Gemüse.

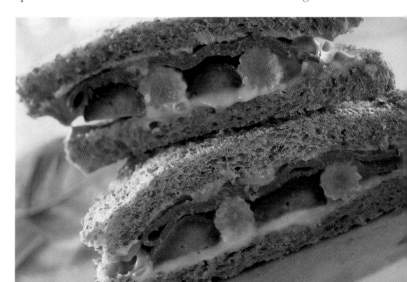

Bringen Sie Abwechslung in Ihr Pausenbrot.

korntoastscheiben. Auch Baguette aus Weißmehl darf es ab und zu gerne sein. Übrigens kann man auch Reisscheiben oder Knäckebrot belegen, schauen Sie sich einfach mal im Supermarkt und beim Bäcker um und probieren Sie verschiedene Alternativen aus.

Tipps für den Brotbelag

Es muss nicht immer nur Butter oder Margarine sein. Probieren Sie stattdessen einmal:

- Quark
- fettreduzierte Mayonnaise
- Tomatenmark
- Senf
- Meerrettich
- Kräutercreme
- Joghurt-Kräuter-Aufstrich
- vegetarische Aufstriche aus dem Bioladen oder Reformhaus

Wenn Sie Wurst mögen und Dickmacherfette sparen wollen, sollten Sie auf Folgendes achten: Am wenigsten Fett hat das „ganze" Fleisch, also Schinken (ohne Fettrand), Kasseler, Roastbeef. Je mehr in den Aufschnitt „hineingemengt" ist, also beispielsweise bei Leberwurst und Salami, desto mehr Fett ist in der Regel dabei. Wenn Sie fettarmen Käse im Geschmack aufpeppen möchten, nehmen Sie als Unterlage Senf und streuen Kräuter darüber. Auch Fisch ist eine gesunde Alternative: Räucherlachs mit etwas Meerrettich oder auch Hering in Tomatensoße aus der Dose lasen sich sehr gut auf einem Pausenbrot unterbringen. Lecker ist auch ein gekochtes Ei in Scheiben geschnitten mit etwas Remoulade und Tomatenmark.

Tipp: Fettarmen Käse immer eine halbe Stunde vor dem Verzehr aus dem Kühlschrank nehmen, dann kann er sein Aroma besser entfalten.

Tipp: Kaufen Sie sich eine gute Vorratsdose für Ihr Frühstücksbrot, die Sie jeden Tag mitnehmen können

Alternative zum Pausenbrot: Müsli

Wenn Sie nicht jeden Tag ein Brot essen möchten, probieren Sie doch einmal Müsli. Dafür brauchen Sie eine verschließbare Dose und entweder Milch (gibt's in den meisten Büros sowieso für den Kaffee) oder einen Becher Joghurt. Wenn Sie wenig Zeit haben, nehmen Sie ein fertiges Müsli. Achten Sie dabei jedoch auf den Zuckergehalt: Unter zehn Gramm Zuckerzusatz pro 100 Gramm Müsli ist in Ordnung. Optimal wäre eine Mischung aus frisch gemahlenen Getreideflocken mit frischem Obst – allerdings macht dies etwas mehr Arbeit.

Müsliriegel sind ebenfalls eine Alternative, doch enthalten diese häufig viel Zucker und gelten daher eher als Süßigkeiten. Eine Milchcremeschnitte oder die viel beworbenen „Frühstückssnacks" sind definitiv Süßigkeiten und sollten auch so behandelt werden.

Was kann man noch mitnehmen?

Zum Pausenbrot gehört idealerweise ein Milchprodukt, also ein Joghurt, Fruchtquark oder ein Milchmixgetränk. Schauen Sie sich im Kühlregal Ihres Supermarktes um und probieren Sie verschiedene Produkte aus. Wenn Sie es herzhaft mögen, so nehmen Sie einen Naturquark (Magerquark oder 20 Prozent Fett) und rühren Sie eine Packung Tiefkühlkräuter hinein – schon haben Sie einen leckeren Kräuterquark fürs Knäckebrot oder einen Dip für Gemüsestücke. Eine ideale Ergänzung zum Pausenbrot ist auch frisches Obst, zum Beispiel ein Apfel, eine Birne, eine Banane, ein Pfirsich, ein paar Trauben, Erdbeeren oder Kirschen – je nach Jahreszeit.

Wer es lieber herzhaft mag, kann sich auch ein paar Möhren, Kohlrabi, Paprika oder sonstiges Gemüse zum Knabbern mit-

Brotdose: Viele Firmen bieten mittlerweile Brotdosen mit verschiedenen Fächern an, in denen Sie auch ein Brot und frisches Obst zusammen transportieren können.

Das ideale Zwischengericht: Bananen enthalten viel Kalium – ein Mangel davon führt zu Schwäche, Müdigkeit oder Gereiztheit.

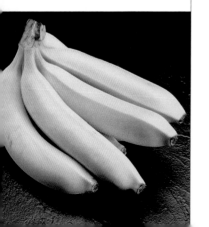

nehmen. Das schmeckt übrigens sehr lecker in kleine Sticks geschnitten mit Kräuterquark.

Herzhaft und fettreicher sind Käse, Wurst und Fleisch „pur", zum Beispiel ein Stück Gouda, Wurst-Snacks wie Bifi oder Frikadellen oder kalter Braten. In diese Kategorie fällt auch Fisch in Dosen, zum Beispiel Heringsfilets. Diese Produkte sollten mit frischem Obst und Gemüse kombiniert werden, zum Beispiel Käse mit Weintrauben oder Frikadellen mit Krautsalat, und sind nicht geeignet, wenn man abnehmen will.

Praktisches für die Büro-Küche

Wenn es keine Kantine gibt, bieten viele Arbeitgeber ihren Mitarbeitern eine kleine Küche, in der sie sich selbst etwas zubereiten können. Im Kühlschrank können mitgebrachte Pausenbrote aufbewahrt werden, und meistens gibt es die Möglichkeit, etwas Warmes zu kochen. Schon eine Herdplatte mit einer Pfanne oder eine Mikrowelle reichen für eine Mittagsmahlzeit aus.

Machen Sie den Check: Welche Möglichkeiten zur Nahrungszubereitung biete Ihre Büro-Küche? Welche Geräte bräuchten Sie noch (z.B. Mikrowelle, Pürierstab usw.), die Ihnen die Zubereitung einer schnellen Mahlzeit erleichtern?

Alles was schnell geht – Fertiggerichte

Da es in einer solchen Küche meistens nicht möglich ist – und Berufstätigen auch die Zeit dazu fehlt –, eine komplette Mahlzeit zu kochen, bieten sich Fertig- oder Halbfertiggerichte an. Es gibt mittlerweile eine große Auswahl an unterschiedlichsten Produkten, die schnell und unkompliziert zubereitet sind. Fertiggerichte haben allerdings einen relativ schlechten Ruf: Keine Vitamine mehr, dafür viele Konservierungsstoffe und überhaupt ungesund, lautet die landläufige Meinung. Man muss diese Produkte jedoch differenziert betrachten, denn einige sind durchaus gesund und sehr gute Alternativen zu Käsebrot und Imbissbude.

Bei der Lebensmittelkonservierung gibt es unterschiedliche Methoden:

Ergänzen Sie Fertiggerichte mit frischem Gemüse oder Salat. Alternativ können Sie ein Stück Obst als Nachtisch essen.

■ Die einfachste Methode ist die Verpackung unter Luftabschluss. Dazu gehören beispielsweise fertig gekochte Nudeln oder Hamburger in Plastikpackungen aus dem Kühlregal. Sie sind einige Tage bis Wochen haltbar und brauchen nur noch erwärmt zu werden. Gegen einen gelegentlichen Genuss dieser Produkte ist nicht einzuwenden, allerdings fehlt hier oft die Gemüsekomponente, die man jedoch auf andere Weise einbringen kann: Essen Sie zum Beispiel einfach einen Salat dazu.

■ Eine sehr verbreitete Konservierungsmethode ist die Erhitzung. Durch Hitze werden Keime und Bakterien abgetötet, allerdings auch einige Vitamine. Erhitzte Gerichte sind in der Regel ungekühlt haltbar und finden sich beispielsweise in Dosen und Plastikschalen. Diese Menüs müssen nur kurz erwärmt werden und sind dann fertig zum Verzehr. Das ist praktisch, ernährungsphysiologisch aber nicht gerade wertvoll. Aufgrund der hohen Vitaminverluste sind diese Gerichte eher weniger zu empfehlen.

■ Die Kombination von Erhitzung und Trocknung findet sich bei Tütensuppen und Trockengerichten, die mit Wasser aufgekocht wieder verzehrsfertig gemacht werden können. Solche Produkte sind zwar praktisch, schnell zuzubereiten und fast unbegrenzt haltbar, enthalten aber so gut wie keine Vitalstoffe und sind daher nicht zu empfehlen.

Als Faustregel gilt: Je länger ein Fertiggericht ungekühlt haltbar ist, desto weniger Vitalstoffe enthält es.

Tiefkühl-Bringdienste – auch eine Einkaufs-Alternative. Wenn Sie eine Tiefkühlmöglichkeit im Büro haben, lassen Sie sich doch Ihr Mittagessen direkt ins Büro liefern.

Die beste Alternative: Tiefkühlkost

Tiefgefrorenes Gemüse enthält häufig mehr Vitamine als frisches. Warum? Frisches Gemüse geht nach der Ernte normalerweise den Weg über Großhändler, Supermarkt und Ihren Kühlschank. Bis es im Kochtopf landet, dauert es oft Tage. Und da Vitamine gegen Licht, Luft und Wärme empfindlich sind, sind die Verluste oft beträchtlich. Tiefkühlkost wird dagegen direkt nach der Ernte zubereitet und eingefroren. Wenn Sie es wie empfohlen auftauen und direkt essen, profitieren Sie vom vollen Vitamingehalt. Es gibt Fertiggerichte, die nur zehn Minuten in der heiße Pfanne oder Mikrowelle zubereitet werden und eine komplette Mahlzeit darstellen. Zu empfehlen sind besonders Gemüsepfannen oder Gemüsegerichte. Diese gibt es von verschiedensten Anbietern in allen Variationen – von einfach zum Selbstwürzen bis hin zur Komplett-Mischung.

Bei Tiefkühlkost sparen Sie sich auf jeden Fall das aufwändige Waschen und Schneiden des Gemüses. Der einzige Haken an der Sache ist, dass Sie ein Gefrierfach für die Lagerung und zumindest eine Pfanne oder Mikrowelle für die Zubereitung benötigen. Achten Sie bei Tiefkühlgerichten auf die angegebenen Nährwerte und die Zubereitungsempfehlungen. Alles, was paniert ist und in der Pfanne mit Fett zubereitet werden muss, wird im Endeffekt sehr viel Fett enthalten. Wählen Sie also lieber das Schlemmerfilet für die Mikrowelle als die beliebten Fischstäbchen.

Tiefgefrorenes Obst eignet sich übrigens auch sehr gut zum Essen im Büro. Einfach auftauen und zusammen mit Quark oder Joghurt in eine Schüssel rühren und fertig ist eine gesunde Mittagsmahlzeit.

Grundsätzlich können auch Fertiggerichte Bestandteil einer gesunden und ausgewogenen Ernährung sein. Es hängt davon ab, welche Gerichte Sie verzehren und wie oft dies der Fall ist. Kombinieren Sie Fertiggerichte immer mit frischem Obst und Gemüse: Essen Sie zum Beispiel eine Banane oder Orange zum Nachtisch, nehmen Sie ein paar Tomaten als Beilage oder peppen Sie die Fertig-Gemüsepfanne mit frischem Gemüse auf. Auch Tiefkühlpizza lässt sich hervorragend mit zusätzlichen Tomaten- oder Zucchinischeiben, Paprikawürfeln oder frischen Champignons verfeinern.

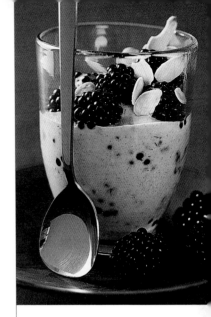

Schnell gemacht: Quark, Joghurt oder Dickmilch mit TK-Beeren und ein paar Mandelblättchen.

Tiefkühl-Kräuter lassen sich hervorragend für ein schnelles Gemüsegericht, einen leckeren Kräuterquark oder zum Aufpeppen eines Brotes verwenden.

Ein Problem bei Fertiggerichten kann sein, dass sie oft stark gewürzt sind und viel Salz enthalten. Wer sich oft von Fertiggerichten ernährt, gewöhnt sich daher schnell an den starken Geschmack und mag dann Selbstgekochtes nicht mehr. Dies können Sie ebenfalls vermeiden, indem Sie frisches oder tiefgefrorenes ungewürztes Gemüse dazumischen.

Was sonst noch schnell zubereitet ist

Legen Sie mit den Kollegen zusammen und kaufen Sie einen Mixer für die Küche. Damit können Sie tolle Milchmixgetränke mit frischem Obst zubereiten – ein optimaler Mittagsimbiss, der satt und fit macht. Lecker ist beispielsweise die Kombination von Milch, Joghurt, frischen oder tiefgefrorenen Erdbeeren und einer Banane.

Eine gute Alternative ist auch ein Entsafter. Frische Säfte herzustellen, macht zwar etwas mehr Arbeit, dafür können Sie damit aber echte Vitaminbomben zubereiten. Sehr gut schmecken Kombinationen aus Obst und Gemüse, zum Beispiel Apfel-Möhre-Sellerie-Saft. Legen Sie im Kühlschrank einen kleinen Vorrat an Obst und Gemüse an, zum Entsaften können auch gut Reste verwertet werden.

Einkaufen von frischem Obst und Gemüse ist ganz einfach: Lassen Sie sich von einem nahe gelegenen Bioladen oder Bauernmarkt eine Öko-Abo-Kiste direkt ins Büro liefern. So sparen Sie sich den Weg und werden immer frisch versorgt.

Fast Food, Bäckerei, Imbiss-Bude & Co.

Wenn es keine Kantine gibt, gehen viele Berufstätige mittags zum Bäcker oder Fast-Food-Restaurant um die Ecke. Fast Food heißt im ursprünglichen Sinne des Wortes „schnelles Essen" und sagt damit nichts über die Qualität des Essens aus. Landläufig assoziiert man mit Fast Food Hamburger und Pommes frites. Ein belegtes Brötchen vom Bäcker oder eine Pizzaschnitte gehören jedoch ebenso in die Kategorie „schnelles Essen".

McDonalds, Burger King & Co.

Burger-Restaurants sind der Inbegriff der Fast-Food-Kultur: Das Essen geht schnell, macht satt und schmeckt überall gleich. Problematisch sind die typischen Menüs mit Burger, Pommes frites und Cola, da diese Kombination viel Fett und Kalorien (bis zu 1800 kcal beim XXL Menü), aber kaum Vitalstoffe enthält. Mittlerweile gibt es dort allerdings zunehmend gesunde Angebote. Von verschiedenen Salatangeboten über Säfte und Gemüseburger bis hin zu Joghurt und Obst als Nachtisch finden Sie auch in den Schnellrestaurants eine große Auswahl an – zumindest einigermaßen – gesunden Alternativen. Selbst die Spar-Menüs bekommt man heutzutage mit Mineralwasser und Salat als Beilage. Oder wie wäre es einmal mit einem Putenstreifensalat, einem Gemüse-Wrap, dazu ein Orangensaft und zum Nachtisch ein Fruchtjoghurt? Es kommt immer auf die Kombination an: Versuchen Sie, in jeder Mahlzeit wenigstens **eine** gesunde Komponente unterzubringen. Das geht auch mit einem Stück Obst als Nachtisch.

Für alle, die nicht auf den Doppelburger verzichten wollen, noch ein Fettspar-Tipp: Vor dem Essen einen Teil der Mayonnaise entfernen, denn das ist die Haupt-Kalorienbombe. Manche Schnell-Restaurants bieten auch eine Salatbar, an der Sie sich bedienen können. Fangen Sie damit an und wählen Sie dann nur noch eine kleine Hauptspeise.

Die meisten Fast-Food-Ketten bieten mittlerweile ein gesundes Sortiment mit fettarmen Burgern, Salaten und Säften an.

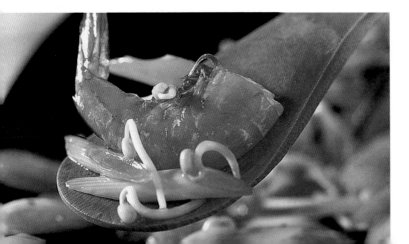

Eine gesunde und leckere Alternative: Schnelles aus dem Wok beim Asia-Fast Food und China-Imbiss.

Beim Bäcker

Sich schnell etwas vom Bäcker nebenan zu holen, ist ebenfalls eine beliebte Essensbeschaffungsmaßnahme. Solange Sie sich nur ab und zu den Nachmittag mit einem Kuchen versüßen, ist das auch kein Problem. Wenn allerdings ein großer Teil Ihrer Mahlzeiten aus Teilchen aus Weißmehl besteht, nehmen Sie zu viele leere Kalorien und zu wenig Vitalstoffe zu sich. Die Auswahl an Kuchen, Plunderstückchen und Hefeteilchen ist riesig, die Preise sind ähnlich, aber die Fett- und Energiegehalte sehr unterschiedlich.

Lust auf was Süßes? Auch beim Bäcker gilt: Kuchen und Teilchen mit Obst sind die bessere Alternative.

Die richtige Wahl beim Bäcker

- Empfehlenswert: Amerikaner, Puddingbrezeln und Hefekuchen mit Obstbelag. Hefeteig wird in der Regel ohne oder nur mit sehr wenig Fett hergestellt.
- Nicht empfehlenswert: Blätterteiggebäck, (zum Beispiel Croissants oder Apfeltaschen), Rührkuchen, Dauergebäck, Mürbeplätzchen. Diese sind wahre Fett- und Kalorienbomben.
- Wer Kuchen und Torten mag, sollte Obstkuchen und Biskuitrollen wählen. Die meisten Dickmacherfette finden sich dagegen in Sahne- und Buttercremetorten.

Belegte Brötchen

Eine sehr beliebte Pausenverpflegung sind belegte Brötchen. Wählen Sie dabei die Vollkornvariante mit Salat und Tomaten und achten Sie darauf, dass am Rand nicht schon die Remoulade herausquillt. Diese liegt nicht nur schwer im Magen, sondern macht sich auch schlecht auf dem Business-Anzug. Lassen Sie sich im Zweifelsfall ein Vollkornbrötchen ohne Remoulade frisch belegen. Fettarme Sandwichbeläge sind gekochter oder roher Schinken, Lachs, Frischkäse und Putenbrust, fettreich sind dagegen Schnittkäse, Camembert und Salami.

Das Auge isst mit. Je bunter das belegte Brötchen, desto besser.

Pizza und Snacks

Für Pizza-Fans empfiehlt sich die Gemüsevariante. Diese hat zum einen wesentlich weniger Fett als Salami oder Thunfisch und bringt gleichzeitig noch eine Menge Vitalstoffe. Vorsicht: Pizza Margherita ist zwar vegetarisch, aber durch den dicken Käsebelag keinesfalls fettarm. Wer Fleisch mag, kann mit Schinken anstelle von Salami viele Dickmacherfette einsparen. In die Kategorie Snacks fallen auch Pizzastücke oder Baguettes vom Bäcker oder Metzger. Blätterteigsnacks enthalten sehr viel Fett und sollten die Ausnahme bleiben.

Relativ neu auf dem Markt sind Wraps: dünn gebackener Tortillateig, gerollt und mit den verschiedensten Zutaten gefüllt. Wraps enthalten in der Regel viel Salat und Gemüse und sind daher auch als Snack zu empfehlen.

Snacks und Imbisse lassen sich gut mit einem Stück frischen Obst kombinieren. Achten Sie beim Essen auf die Hand auf Abwechslung und möglichst fettarme, frische Zubereitung.

Nordsee und Fischbude

Fisch ist sehr gesund, da er viele Vitalstoffe enthält, und sollte mindestens einmal in der Woche auf dem Speiseplan stehen. Wenn Sie Fischbrötchen mögen, wählen Sie Lachs, Hering, Matjes oder Garnelen und verzichten Sie auf die panierten Fischfrikadellen. Snack-Boxen mit panierten Fischstücken und Pommes frites sind aufgrund des hohen Fettgehaltes ebenfalls nicht zu empfehlen.

Imbissbude

In vielen Gegenden Deutschlands sind Imbissbuden schnelle und attraktive Alternativen zu Restaurants. Das Essen geht schnell und schmeckt einfach gut. Mit einer Currywurst mit Pommes und Mayo haben Sie Ihren täglichen Fettbedarf allerdings bereits überschritten: Alleine die Mayonnaise bringt je nach Portionsgröße 30 – 40 Gramm Fett (zur Erinnerung: der Tagesbedarf an Fett liegt bei 60 – 80 Gramm). Also: Lieber Ketchup als Mayo. Und noch ein Tipp: Je dicker die Pommes, desto

Tipp: Die dicken Pommes sind
fettärmer als die dünnen.

Imbiss & Co.: ab und zu
genießen ist völlig o.k.

geringer ihr Fettgehalt. Das liegt daran, dass die Oberfläche bei kurzen, dicken Kartoffelstäbchen verhältnismäßig geringer als bei langen, dünnen ist und so das Frittierfett nicht so viel „Angriffsfläche" hat. Bevorzugen Sie also Country Potatoes oder Kartoffel-Ecken.

Sehr beliebt ist auch Döner Kebab. Hier haben Sie den Vorteil, dass die Fladentaschen immer frisch zubereitet werden. Lassen Sie sich besonders viel Salat und etwas weniger Fleisch geben, denn das Fleisch ist meistens sehr fetthaltig. Eine weitere Fettquelle ist die Soße: Wenn es sich um eine echte Zaziki-Soße aus Quark handelt – kein Problem. Döner-Soßen auf Basis von Mayonnaise sollten Sie sich dagegen nur sparsam geben lassen.

In größeren Städte und Einkaufszentren gibt es viele weitere Imbissbuden. Eine empfehlenswerte Alternative sind China-Imbisse, denn dort werden die Gerichte frisch im Wok zubereitet. Am besten sind hier die Angebote mit Gemüse.

Supermarkt

Größere und gut geführte Supermärkte haben mittlerweile Salatbars und eine Auswahl an fertig geschnittenem und verzehrfertig vorbereitetem Obst und Gemüse. Diese Produkte werden in der Regel täglich frisch zubereitet und garantieren ein schmackhaftes und gesundes Mittagessen. Aber auch abgepackte Salate oder frisches Obst kann man hier besorgen. Die Kühltheke bietet vom Aloe-Vera-Joghurt-Drink bis zur Zitronen-Buttermilch jede Menge leckere Milchprodukte, und wenn man schon da ist, kann man gleich noch den Einkauf fürs Abendessen erledigen.

Essen aus Ärger, Frust und Langeweile

Etwas zu essen beruhigt und entspannt – das haben viele Menschen schon als Kinder gelernt. Auch Erwachsene setzen diese Strategie – häufig unbewusst – um, wenn sie Probleme haben

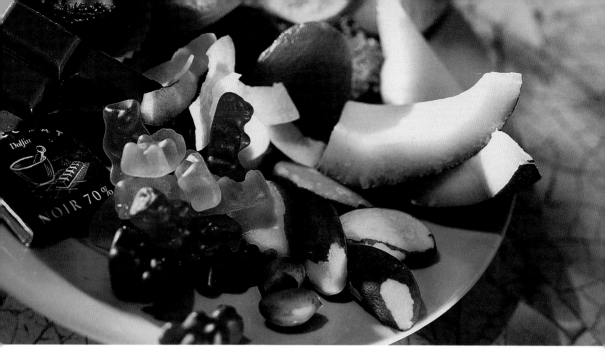

oder sich überfordert fühlen. Am liebsten werden dann Süßigkeiten gegessen, beispielsweise Schokolade, Kekse, Kuchen oder
Gummibärchen. Kurzfristig kann das helfen, allerdings löst man
damit weder das Problem noch tut man seinem Körper etwas
Gutes. Süßigkeiten enthalten fast nur leere Kalorien und machen
nicht satt, sondern stimulieren noch den Hunger. Süßigkeiten
sind echte Dickmacher, daher sollten sie bewusst in kleinen
Mengen und mit Genuss gegessen werden. Wenn Sie zu den
Frust-Süß-Essern gehören, versuchen Sie zunächst, ganz bewusst
zu essen. Wenn Sie die Naschereien genießen, brauchen Sie
nämlich nicht so viel davon.

Grundsätzlich spricht auch gar nichts gegen eine kleine Arbeits-
pause am Nachmittag, mit einem Schokoriegel und einer Tasse
Kaffee. Problematisch ist nur das unbewusste In-sich-Hinein-
stopfen ganzer Keks- und Gummibärchenpackungen.

Wenn Sie zu den Frustessern gehören, probieren Sie doch einmal Naschereien mit einem höheren Gesundheitswert.

Der gemischte Frustteller:
Gummibärchen gehören einfach dazu,
aber Nüsse, Trockenobst und
Fruchtschnitten sorgen für zusätzliche
Vitalstoffe. Schokolade – besonders
die dunkle – verbessert die
Stimmungslage.

Schokolade und Erziehung:
Wer als Kind mit Schokolade
getröstet oder fürs Bravsein
belohnt wurde, greift als
Erwachsener bei Frust schneller
zum rettenden Riegel.

- Neben allen Obstarten (die ja auch süß schmecken) sind auch die getrockneten Obst-Varianten, zum Beispiel Apfelchips oder Fruchtschnitten, gute Nasch-Alternativen, die viele Vitalstoffe enthalten.
- Lecker sind auch Kombinationen aus Schokolade und Früchten, zum Beispiel Schokorosinen oder Apfelringe mit Schokolade.
- Wer Kekse lieber mag, sollte es einmal mit Vollkornkeksen versuchen. Diese gibt es in allen möglichen Varianten und sie schmecken oft noch besser als ihre „normalen" Pendants.
- Butterkekse enthalten – entgegen ihrer Bezeichnung – weniger Fett als die meisten anderen Kekse. Fettarm sind auch Biskuitkekse und Russisch Brot (Buchstabenkekse). Die meisten Dickmacherfette und Kalorien haben übrigens mit Schokolade umhüllte Waffelröllchen.
- Müsliriegel fallen auch in die Kategorie „Süßigkeiten". Neben Zucker enthalten Müsliriegel teilweise auch relativ viel Fett, denn auf diese Weise bekommt der Riegel seine Konsistenz. Weil sie jedoch auch Vollkornflocken, Ballaststoffe und Nüsse enthalten, sind Müsliriegel immer noch günstiger als Schokoriegel.

Das beste Mittel gegen Frust und Stress: Bewegung an der frischen Luft.

Konferenzen und Besprechungen: Essen aus Langeweile?

Bei Konferenzen werden fast immer Kekse als Pausensnack angeboten oder stehen in einer Schale auf dem Tisch bereit. Wenn die Besprechung langweilig ist, greift man fast automatisch zu und knabbert zur Beschäftigung daran. Auch wenn es verlockend ist – Kekse bestehen nur aus Zucker, Weißmehl und Dickmacherfetten und sind eine sehr kalorienreiche Ablenkung. Lassen Sie die Finger davon, wenn Ihnen langweilig ist! Trinken Sie stattdessen lieber langsam ein Glas Wasser. Und setzen Sie sich vor der nächsten Konferenz dafür ein, dass ein Angebot an Obst auf

So bleiben Sie fit, auch wenn's mal länger dauert: Genügend Wasser trinken, Obst essen und vor allem Pausen machen und frische Luft schnappen.

den Tisch kommt, und knabbern Sie anstatt der Kekse leckere Früchte!

Wenn Stress schlank macht

Wenn Sie zu wenig auf die Waage bringen, kann das einerseits an Ihrer genetischen Veranlagung liegen, andererseits essen Sie vielleicht einfach auch nicht genug. Menschen, die sich sehr in ihrem Job engagieren, neigen oft eher zu Unter- als zu Übergewicht. Physiologisch ist das leicht zu erklären: Durch die Ausschüttung von Stress-Hormonen wie Adrenalin wird der Hunger unterdrückt. Wenn früher ein Steinzeitmensch plötzlich einem Säbelzahntiger gegenüberstand, so dachte er nicht übers Essen nach, sondern mobilisierte all seine Energie, um zu kämpfen oder zu flüchten. Kurzfristig ist das kein Problem. Doch wenn Sie sich über Wochen und Monate im Dauer-Stress-Zustand befinden und zu wenig essen, bekommt Ihr Körper nicht genug Brennstoffe und Vitalstoffe, und darunter leidet dann die Leistung – was noch mehr Stress hervorruft. Häufig passiert es auch, dass man den ganzen Tag nichts oder nur ein paar Knabbereien zu sich nimmt und dafür abends Heißhunger bekommt. Wer dann spätabends noch große Mengen isst, schläft oft schlecht und fühlt sich am nächsten Morgen wieder gestresst. Wenn diese Dinge auf Sie zutreffen, sollten Sie besonders darauf achten, genügend und regelmäßig zu essen und vor allem auch das Richtige.

Akuter Stress bedeutet für den Körper Vorbereitung auf Angriff oder Flucht. Das Hungergefühl wird dabei abgeschaltet. Wer sich häufig gestresst fühlt und von einem Termin zum nächsten hetzt, vergisst oft das Essen. Doch nur mit einer ausreichenden Nährstoffversorgung kann man stressigen Situationen standhalten.

Was tun bei Untergewicht? – Praktische Tipps

1. Planen Sie regelmäßige Mahlzeiten fest ein und nehmen Sie sich auch die Zeit! Essen kann sehr entspannend sein. Wichtig: Nehmen Sie zum Essen weder Ihr Handy noch die Besprechungsunterlagen für den nächsten Termin mit, sondern konzentrieren Sie sich ganz aufs Essen. Keine Sorge, Ihr Unbe-

wusstes wird sich trotzdem auf das Gespräch am Nachmittag vorbereiten, auch wenn Sie es gar nicht merken. Essen Sie mit netten Menschen oder alleine, keinesfalls aber mit einem Kollegen, mit dem Sie schon lange mal ein ernstes Wörtchen sprechen wollten.

2. Essen Sie bewusst und genießen Sie das Essen. Schnell-Denker und Multitasking-Macher schaffen es, ein komplettes Mittagessen inklusive Nachspeise in nur fünf Minuten herunterzuschlingen. Damit muss Ihr Magen erst mal fertig werden und das erzeugt zusätzlichen Stress.

3. Wenn Sie schon nicht zum Essen kommen, dann trinken Sie wenigstens genug. Wasser, Schorlen und auch Säfte pur sollten immer griffbereit stehen. Multivitaminsaft schmeckt lecker und bringt Ihnen gleichzeitig viele Vitamine.

Für Wenig-Esser wichtig: kalorienreich und ausgewogen essen, viele Fitmacherfette, Protein und eventuell Nahrungsergänzung.

4. Wenn Sie zu wenig wiegen, ist schon eher einmal Schokolade und Sahnetorte erlaubt. Sie sollten aber unbedingt auch hochwertige Kalorien in Form von Fitmacherfetten essen: Nehmen Sie viel Öl zum Salat, beträufeln Sie ein Tomaten-Brot ordentlich mit Olivenöl, essen Sie regelmäßig alle Arten von Nüssen und verzehren Sie viel fetten Seefisch.

5. Sie sind wahrscheinlich ein Kandidat für Nahrungsergänzung: Nehmen Sie Multi-Präparate, die viele verschiedene Vitamine und Mineralien und am besten auch sekundäre Pflanzenstoffe enthalten. Auch Proteinshakes aus der Apotheke oder dem Fitness-Studio können für Sie eine gute Alternative für zwischendurch oder als Ersatz für ausgefallene Mahlzeiten sein. Wählen Sie ein Produkt mit hohem Proteinanteil (mehr als 60 Gramm pro 100 Gramm), am besten aus tierischem Protein (Milch oder Molke) oder einer Kombination von tierischem und pflanzlichem Protein, eventuell auch mit weiteren Zusätzen wie Vitaminen und Mineralstoffen.

Der gesunde Vorrat in der Schublade

Für verschiedene stressige und unerwartete Situationen ist es gut, sich einen kleinen Vorrat an gesunden Lebensmitteln in der Schublade oder Büro-Küche zu organisieren. Wenn es abends einmal länger dauert, die Mittagspause zu kurz ausfällt oder Sie einfach der Frust überfällt, ist es gut, etwas Gesundes zur Hand zu haben, das Sie mit gutem Gewissen essen können. Dafür bieten sich an:

- Trockenfrüchte und Fruchtschnitten
- Vollkornstangen und -brezeln
- Knäckebrot und Eszett-Schnitten (Schokoladenscheiben als Brotbelag)
- Reiscracker
- Vollkornkekse
- Obst in der Dose ohne Zuckerzusatz
- Apfelmus
- Rote Grütze

Schauen Sie sich einmal im Reformhaus oder Bioladen um, dort gibt es viele hochwertige Produkte, die sich sehr gut für den Not-Vorrat eigenen.

Die Schale mit Äpfeln – eine gute Quelle für den Hunger zwischendurch.

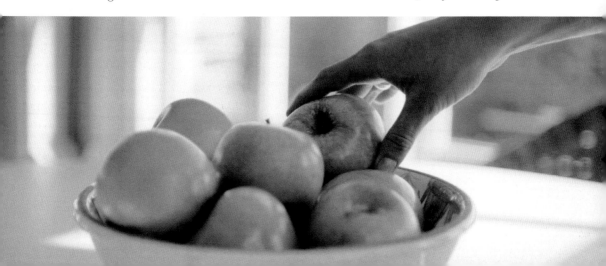

Betthupferl für Spätarbeiter

Versuchen Sie den Tag über regelmäßig zu essen, dann überkommt Sie abends nicht der Heißhunger und eine Kleinigkeit reicht aus.

Kommt es bei Ihnen auch manchmal vor, dass Sie bis spät am Abend arbeiten, weil eine wichtige Präsentation oder ein Projektbericht unbedingt noch fertig werden muss? Und dass Sie, total müde und gleichzeitig hungrig, noch zu einem Fast-Food-Laden um die Ecke rennen, weil das die einzige Möglichkeit ist, so spät und auf die Schnelle noch etwas zu Essen zu bekommen? Nach einem anstrengenden Tag haben die meisten Menschen dann keine Lust mehr, einen Salat zu essen oder sich um gesunde Ernährung zu kümmern. Das ist auch in Ordnung, solange das nicht allzu oft vorkommt und die restliche Ernährung ausgewogen ist. Lassen Sie sich nicht erzählen, man dürfe nach 18:00 Uhr nichts mehr essen. Wer berufstätig ist, weiß, dass das praktisch gar nicht möglich ist. Gewichtsprobleme entstehen auch nicht dadurch, dass man spät isst, sondern dass man zu viel isst.

2 bis 3 Stunden vor dem Schlafengehen die letzte größere Mahlzeit einzunehmen, ist gut für einen erholsamen Schlaf.

Spätes Essen hat allerdings einen definitiven Nachteil: Es kann schwer im Magen liegen und den Schlaf stören. Da in der Nacht die Verdauungstätigkeit heruntergefahren wird, ist es nicht sinnvoll, sich kurz vor dem Zubettgehen noch einen Schweinebraten einzuverleiben, denn dieser würde lange im Magen liegen und den Schlaf stören. Gegen ein Abendessen um 20:00 Uhr oder 21:00 Uhr ist aber nichts einzuwenden, zumal da viele Menschen ja auch erst nach Mitternacht ins Bett gehen. Wer bereits um 18:00 Uhr seine letzte Mahlzeit zu sich nimmt, bekommt dann nämlich wieder Hunger und wird den Kühlschank nach einem Betthupferl durchsuchen.

Wenn Sie wissen, dass es abends später wird, essen Sie tagsüber schon Salat und Obst, und zwar auf mehrere Mahlzeiten verteilt. Dann sind Sie abends länger fit und es reicht vielleicht ein kleiner Hamburger mit einer kleinen Portion Pommes.

Wenn die Nacht Ihr Arbeitstag ist

Nachtarbeiter, besonders Schichtarbeiter, sind speziellen Belastungen ausgesetzt. Deshalb ist die Unterstützung der Leistungsfähigkeit und der Gesundheit durch eine ausgewogene Ernährung besonders wichtig.

Der Energiebedarf von Menschen, die nachts arbeiten, unterscheidet sich nicht von dem der Tagarbeiter. Nur sollte die Verteilung der Mahlzeiten dem Arbeitsrhythmus angepasst werden. Essen Sie vor Arbeitsbeginn ein leichtes Abendessen, z. B. eine fettarme, warme Mahlzeit mit Gemüse oder Gemüsesuppe, magerem Fleisch oder Fisch, Pellkartoffeln oder Vollkornreis bzw. -nudeln. Während der Nacht sind leichte Zwischenmahlzeiten empfehlenswert: fettarme Milchprodukte, Vollkornbrot mit Frischkäse, Obst oder Gemüse. Salate oder magerer Aufschnitt. Zwischenmahlzeiten verhindern das Absinken des Blutzuckerspiegels und sorgen für die Erhaltung von Konzentration und Leistungsfähigkeit. Vermeiden Sie aber Süßigkeiten, zu Fettes und Alkohol, das macht schläfrig und unkonzentriert.

Trinken hält wach: Versorgen Sie sich regelmäßig mit Wasser, Saftschorlen und ungesüßtem Tee, letzteren können Sie auch gut in einer Thermoskanne warm oder kalt mitnehmen. Finden Sie heraus, ob Kaffee, Schwarztee oder Cola-Getränke Sie aufputschen. Um den Schlaf nach der Arbeit nicht zu beeinträchtigen, sollten Sie in diesem Fall zwei Stunden vor dem Schlafengehen keine koffeinhaltigen Getränke mehr zu sich nehmen. Es gelten alle Ratschläge dieses Buches auch für Nachtarbeiter. Nur sollten Sie noch bewusster auf die Einhaltung dieser Hinweise achten, um der Belastung durch den unterschiedlichen und abwechselnden Tag-Nacht-Rhythmus mehr entgegensetzen zu können.

Leichte fettarme und eiweißreiche Kost ist vor allem bei der Nachtarbeit wichtig. So bleiben Sie wach und konzentriert.

Essen unterwegs

Sie sind viel auf Achse? Menschen, die beruflich viel unterwegs sind, haben ihre eigenen Probleme mit gesunder und regelmäßiger Ernährung. Aber auch für sie gibt es Möglichkeiten, gesund und lecker zu essen.

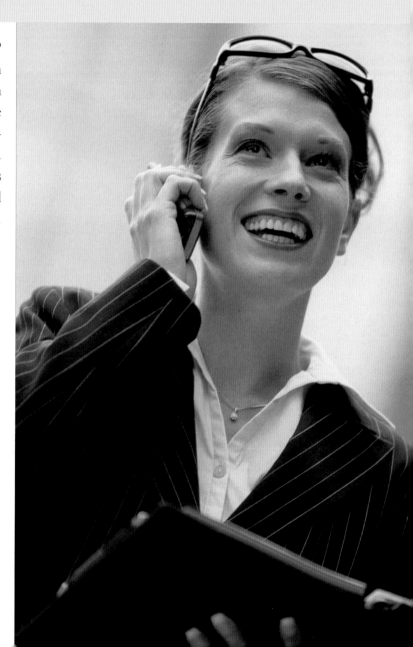

Beruflich auf Achse

Die heutige mobile Welt erfordert von immer mehr Menschen Reisetätigkeiten, seien es kurze Kundenbesuche oder mehrtägige Dienst- und Fortbildungsreisen. Das bedeutet häufig eine unregelmäßige Verpflegung in ständig wechselnden Etablissements. Vom Hotel über den Rasthof bis zum Schnellrestaurant gibt es eine breite Palette von möglichen Nahrungsquellen.

Frühstück im Hotel und auf Reisen

Die meisten Hotels bieten heutzutage ein Frühstücksbuffet mit allerlei gesunden und leichten Sachen an. Idealerweise beginnt man den Tag mit frischem Obst oder Obstsalat. Das macht wach und liefert gleich jede Menge Vitalstoffe für den Tag. Wer Obst auf nüchternen Magen nicht verträgt, kann das Frühstück damit abschließen oder sich alternativ einen Apfel oder eine Banane fürs zweite Frühstück mitnehmen. In die Kategorie Obst fällt auch Fruchtsaft, meistens aus Orangen oder Grapefruit, der eine gute Ergänzung zum Kaffee darstellt. Beim Saft sollte man allerdings darauf achten, dass es sich auch wirklich um Saft oder zumindest um Nektar handelt. Manchmal bieten Hotels billige Fruchtsaftgetränke zum Frühstück, die man leicht an der durchsichtigen Farbe und am wässrigen Geschmack erkennt. Darauf können Sie getrost verzichten, denn außer Zucker haben diese Getränke nicht viel zu bieten.

Basis eines gesunden Fitmacherfrühstücks sind Vollkornbrot oder -brötchen oder Müsli. Dazu je nach Vorliebe Wurst, Käse oder süßer Belag. Wenn Sie Eier mögen – auch kein Problem. Achten Sie nur bei Rühreiern mit Speck darauf, dass Sie sich nicht zu viel auf den Teller häufen. Gebratene Eier enthalten sehr viel Fett und liegen schwer im Magen. In nur zwei Esslöffeln Rührei versteckt sich bereits ein ganzes Ei, und so hat man schnell drei bis vier Eier verdrückt.

Eine große Herausforderung für Leute, die häufig in Hotels übernachten, ist es, sich bei den leckeren Frühstücksbuffets nicht zu viel auf den Teller zu häufen. Auch wenn Auswahl und Verlockung groß sind: Ein allzu mächtiges Frühstück macht müde und schlapp. Lieber bei Obst, Müsli und Vollkornbrötchen zugreifen.

Überhaupt: Auch wenn es noch so verlockend ist – essen Sie nicht zu viel, sonst können Sie sich nach dem Frühstück sofort wieder ins Bett legen. Die alte Weisheit „Frühstücke wie ein Kaiser …" gilt in unserer heutigen Zeit nicht mehr. Viel günstiger ist es, regelmäßig kleinere Mengen zu essen und die Energiereserven immer wieder aufzufüllen.

Essen unterwegs kann manchmal auch bedeuten, dass Sie bereits frühmorgens mit dem Auto losfahren und später irgendwo einen Zwischenstopp zum Frühstück einlegen. Entscheiden Sie sich möglichst für ein Restaurant oder eine Autobahnraststätte mit einem Frühstücksbuffet oder ein Restaurant, in dem Sie sich Brötchen, Müsli und Saft einzeln bestellen können. Nicht zu empfehlen ist ein Frühstück im Fast-Food-Restaurant, denn hier werden Sie garantiert mehr als die Hälfte Ihres täglichen Fettbedarfs konsumieren, um einigermaßen satt zu werden. Und wenn es doch unbedingt mal sein muss, so nehmen Sie wenigstens einen Orangensaft dazu und verzichten Sie den Rest des Tages auf Fast Food.

Wer morgens im Fast-Food-Restaurant frühstückt, sollte den Rest des Tages viel Frisches essen.

Mittag- und Abendessen im Restaurant und Hotel

Für das Essen im Restaurant gilt wie für den Mittagssnack oder das mitgebrachte Pausenbrot: Sorgen Sie für Abwechslung! Probieren Sie unterschiedliche Gaststätten aus. Wenn Sie häufig in dasselbe Restaurant gehen, wählen Sie verschiedene Gerichte von der Speisekarte. Je mehr unterschiedliche Dinge Sie essen, desto mehr Gesundes ist auch darunter.

Deutsche Küche

Die deutsche Küche enthält traditionellerweise ein Stück Fleisch, Kartoffeln oder eine andere kohlenhydrathaltige Beilage (Nudeln, Reis) und eine Gemüsebeilage. Wenn Sie die Speisekarte aufklappen, finden Sie auch noch diverse Salate und Vorspeisen, eventuell Fisch und vegetarische Gerichte und diverse Desserts. Zum Zubereiten der Speisen verwenden Köche gerne Schmalz, Crème fraîche, Butter und Sahne – also alles Dickmacherfette. Obwohl Deutschland nicht gerade das Land des gesunden Essens ist, kann man auch hier gesund essen, wenn man einige Tipps beachtet.

- Wählen Sie nach Möglichkeit immer einen Salat zum Essen und bestellen Sie das Dressing extra dazu – so können Sie die Menge selbst bestimmen. Salate in deutschen Restaurants tendieren leider oft dazu, im (Sahne-)Dressing zu ertrinken.
- Wenn Sie einen Salat als Hauptspeise bestellen, entscheiden Sie sich für eine Variante mit gebratenen Putenbrust-, Fleisch- oder Fischstücken. Ein Salat mit Schinken, Käse und Eiern enthält viel mehr Dickmacherfette.
- Achten Sie beim Hauptgericht darauf, dass das Fleisch nicht paniert, sondern natur gebraten ist. Sehr gut geeignet sind Steaks, Medaillons und Filets. Mit viel Fett ausgestattet sind in der Regel die (Wiener) Schnitzel. Zum Vergleich: Ein Naturschnitzel enthält weniger als 5 Gramm Fett, ein Wiener Schnitzel fast 30 Gramm. Für Fischgerichte gilt dasselbe.
- Wählen Sie Beilagen, die nicht frittiert sind, also lieber Salzkartoffeln als Pommes frites und Kroketten.
- Wer einen Gemüseteller als Hauptspeise verzehren möchte, sollte sich die Soße extra geben lassen. Gemüseplatten werden gerne mit großen Mengen Butter angerichtet.
- Für Bayern: Wenn Sie gerne in den Biergarten gehen, probieren Sie doch mal die gegrillten Steckerlfische und nehmen Sie auf jeden Fall – egal, was Sie sonst essen – einen Bund Radieschen dazu.

Auch die deutsche Küche, die gemeinhin eher für schwere Kost bekannt ist, bietet leckere gesunde Alternativen.

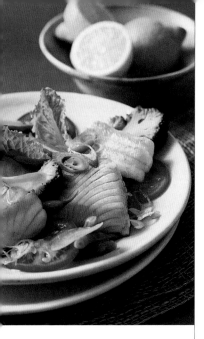

Immer wieder köstlich:
Gegrillter Fisch mit Salat.

Italienische Küche

Die italienische Küche gilt im Volksmund als sehr gesund, denn die Grundlage vieler Gerichte besteht aus Gemüse und hochwertigem Olivenöl. Man muss hier allerdings unterscheiden zwischen der eingedeutschten italienischen Küche mit Pasta und Pizza und der traditionellen italienischen Küche, die viel Gemüse, hochwertiges Fleisch und Fisch verwendet. Nudeln sind da höchstens als Vorspeise zu haben. Achten Sie bei Pizza auf einen möglichst fettarmen Belag, zum Beispiel Gemüse, Schinken und Meeresfrüchte an Stelle von Salami, Hackfleisch und Käse. Bei Pasta entscheidet die Soße über den Fettgehalt. Rote Soßen sind günstiger als helle. Überbackene Gerichte sind oft mit sehr viel Käse bestreut und daher auch nur begrenzt zu empfehlen. Immer empfehlenswert sind frische Salate, angemacht mit Essig-Öl-Dressing.

Mit echten italienischen Gerichten in einer feinen Trattoria können Sie fast gar nichts falsch machen, denn selbst wenn hier einmal mehr Fett auf dem Teller ist, handelt es sich um hochwertiges Öl. Achten Sie auch hier darauf, dass immer Gemüse oder Salat dabei ist.

Griechische Küche

Bei griechischer Küche denkt man sofort an große Grillteller, Salate mit Peperoni und Schafskäse und Auberginenauflauf. Diese Gerichte sind sehr fetthaltig. Auch wenn die Griechen in der Regel Öl für die Zubereitung der Speisen verwenden, ist die Menge manchmal schon recht groß. Achten Sie auch hier wieder darauf, Salat und Gemüse zu essen und wählen Sie lieber Reis als Pommes frites. Scheuen Sie sich nicht, beim Grillteller auch mal etwas übrig zu lassen, und verzichten Sie auf das Brot als Magenfüller.

Asiatische Küche

Die asiatische Küche hält eine Fülle von sehr gesunden und leckeren Speisen bereit, hier kann man richtig zuschlagen. Vor allem die japanische Küche mit Sushi ist sehr fettarm beziehungsweise enthält mit dem rohen Fisch zumindest sehr hochwertiges Fett. Ein wenig zurückhalten sollten Sie sich höchstens bei dem knusprigen Reisbrot und bei frittierten Früchten in Honig, die oft als Dessert angeboten werden.

Im China-Restaurant gibt es ein wenig mehr Fettfallen: Frühlingsrollen, Krabbenbrot, in Teig gebackene Süß-Sauer-Gerichte und Ente mit dickem Fettrand sind lecker, können aber auch schwer im Magen liegen. Als Vorspeise wählen Sie lieber eine Suppe, im Hauptgang Fleisch und Gemüse natur und ohne Teig gebraten. Wer gerne Ente mag, muss den Fettrand ja nicht unbedingt mitessen. Probieren Sie doch einmal Mangocreme als Dessert – das hat nicht so viel Fett wie gebackene Honig-Bananen.

Steakhouse

Wenn Sie ins Steakhouse gehen, können Sie nur wenig falsch machen. Steak mit Salat ist eine fettarme und vitalstoffreiche Mahlzeit. Lassen Sie eventuell die Kräuterbutter weg oder nehmen Sie nur ein kleines Stück davon. Backkartoffeln mit Sour Cream sind eine gute Beilage.

Alkohol am Abend

Besonders am Abend sitzt man gerne noch mit Geschäftspartnern und Kunden zusammen, und dazu gehört auch fast immer gemeinsames „Anstoßen". Nicht selten werden wichtige Geschäftsideen und Verhandlungen abends in der Kneipe entschieden. Alkohol schränkt in größeren Mengen genossen allerdings die Denkfähigkeit ein, macht müde und liefert zudem sehr viele Kalorien. Für alle, die bei solchen Gelegenheiten mittrin-

Achten Sie auch beim Essen im Restaurant auf genügend Getränke. Der Satz, man solle zum Essen nichts trinken, ist längst überholt. Wählen Sie Wasser, Saftschorlen oder auch mal einen puren Saft. Es spricht nichts gegen einen Espresso zum „Nachtisch".

ken und einen klaren Kopf behalten wollen, hier ein paar praktische Tipps:

- Verzichten Sie auf alkoholische Getränke am Mittag. Bis auf Sekt, der in geringen Mengen genossen den Kreislauf anregt, führt Alkohol schnell zu Müdigkeit.
- Trinken Sie zu jedem Glas eines alkoholischen Getränks mindestens ein Glas Wasser. Das hat gleich mehrere positive Effekte: Erstens gibt es dem Körper wichtige Flüssigkeit und Mineralstoffe und verhindert damit den Kater am Morgen. Zweitens bewirkt die Verdünnung, dass der Alkohol nicht so schnell ins Gehirn gelangt und Sie einen klaren Kopf behalten. Drittens trinken Sie den Alkohol nicht so schnell, wenn Sie immer wieder am Wasser nippen.
- Bei Wein gibt es auch die Möglichkeit, eine Schorle oder einen „Gespritzten" zu bestellen.
- Trinken Sie langsam, sonst verlieren Sie schnell den Überblick. Wer das Glas noch halbvoll hat, kann auch mal eine Runde aussetzen.
- Trinken Sie Sekt mit Orangensaft verdünnt.

Achtung: Alkoholische Getränke haben viele Kalorien. So schlägt ein kleines Glas Sekt (0,1 l) mit 90 kcal zu Buche, ein Weizenbier (0,5 l) mit 230 kcal, ein Viertelliter Wein hat 150-200 kcal und ein Cocktail bringt es auf über 300 kcal.

Essen auf der Autobahn

Dieses Kapitel richtet sich speziell an Außendienstler und Menschen, die einen großen Teil ihrer Zeit im Auto verbringen.

Die Versuchung ist groß, beim Tanken gleich ein paar Schokoriegel oder Knabbereien zu kaufen und sich bei langweiligen Langstreckenfahrten damit wach zu halten. Doch Vorsicht: Süßigkeiten lenken nicht nur vom Fahren ab und machen dick, sie machen auch schnell müde. Die Wirkung von Zucker auf die Konzentrationsfähigkeit wurde bereits erwähnt. Schwankungen in der Konzentration sind gerade beim Autofahren sehr ungünstig. Dazu kommt der hohe Gehalt an leeren Kalorien bei den meisten Knabbereien. Beliebt an Tankstellen sind mittlerweile die „King Size" Schokoriegel, die Maxi-Version von Mars, Snickers & Co. mit 85 Gramm und fast 500 kcal. Fürs Nebenbei-Essen sind das sehr viele leere Kalorien.

Wenn Sie etwas knabbern wollen, dann essen Sie Vollkornkekse, Apfelchips oder Studentenfutter. Damit geben Sie Ihrem Körper ein paar Vitalstoffe und schmecken tut es auch. Viele Tankstellen bieten mittlerweile auch frisches Obst und belegte Vollkornbrötchen an.

Besonders wichtig, wenn lange Konzentration gefordert ist: Genug trinken! Und zwar am besten (Mineral-)Wasser. Flüssigkeitsmangel macht nämlich müde! Das gilt auch für das Fahren mit Klimaanlage im Sommer. Man merkt oft gar nicht, wie der Körper austrocknet, da es im Auto doch eigentlich kühl ist. Kaffee-, Energy- und Powerdrinks sind an Tankstellen beliebte Wachmacher. Der Blick auf die Zutatenliste verrät jedoch schnell: Sie enthalten große Mengen an Zucker und manchmal weniger Koffein als eine normale Tasse Kaffee. Selbst eine Dose „XPress Black" bringt zwar so viel Koffein wie zwei Tassen Kaffee, aber zugleich auch erhebliche Mengen an Zucker. Wer wirklich einen Wachmacher braucht, sollte eine frisch aufgebrühte Tasse Espresso ohne oder mit nur wenig Zucker trinken – und dazu ein Glas Wasser.

Essen an der Autobahnraststätte

Hier gelten die gleichen Tipps wie im Restaurant: möglichst fettarm essen und Salat dazunehmen. Suchen Sie sich eine moderne Rastanlage mit einem schönen Selbstbedienungsrestaurant. Das geht schnell und es gibt immer auch Gesundes zur Auswahl.

■ Beim Salatbuffet wählen Sie frische Blätter und Gemüse und lassen Sie Kartoffel-, Nudel-, Reis- und Wurstsalate liegen, diese sind nämlich oft sehr fetthaltig.

Essen ist eine beliebte Beschäftigung während langer Fahrten. Doch Vorsicht: Der ständige Griff zur Knabberei auf dem Beifahrersitz stört nicht nur die Konzentration, sondern kann auch müde machen. Legen Sie lieber eine Pause ein, bewegen Sie sich und schnappen Sie frische Luft.

- Optimal als Hauptgericht ist ein Steak mit Salat. Wählen Sie dazu Sour Cream statt Kräuterbutter. Gut geeignet sind auch Nudeln mit Gemüse, eine Ofenkartoffel mit Kräuterquark oder Suppen beziehungsweise Eintöpfe. Vermeiden Sie Paniertes und Frittiertes.
- Weil man sich beim Autofahren ja bekanntlich nicht viel bewegt, sollten Sie auch insgesamt nicht so viel essen. Häufen Sie nicht zu viel auf die Teller, das liegt lange schwer im Magen. Nehmen Sie lieber eine Kleinigkeit und essen Sie dann am Abend noch mal „richtig".

Essen in Bahn und Flugzeug

Wer viel unterwegs ist, muss manchmal auf Angebote von Speisewagen oder Air-Catering zurückgreifen. Der Bahn-Speisewagen ist im Grunde genommen ein ganz normales Restaurant mit einem Angebot an unterschiedlichen Speisen. Die Portionen sind nicht so groß und man wird dennoch gut satt. Wer sich mal länger im Bahnhof aufhält, kann sich frisch gepresste Säfte, Joghurts mit Obst und Wraps mit Fetakäse und Salat schmecken lassen. Das Angebot an frischen und gesunden Snacks ist in vielen Bahnhöfen mittlerweile sehr gut.

Größere Bahnhöfe bieten mittlerweile ein breites Angebot an frischen und gesunden Snacks, Mahlzeiten und Getränken. Im Speisewagen wird eher auf Fertiggerichte zurückgegriffen.

Im Flugzeug – gerade auf längeren Strecken – ist die oberste Regel, nicht alles aufzuessen, was angeboten wird. Die Portionen sind zwar nicht allzu groß, haben aber dennoch einen recht hohen Kaloriengehalt. Unter dem Aspekt, dass Sie sich viele Stunden fast gar nicht bewegen, ist das meistens zu viel. Tipp: Verzichten Sie auf Brot und Stärkebeilagen, ebenso auf Süßigkeiten, essen Sie dafür alles auf, was es an Salat, Gemüse oder Früchten gibt.

Im Flieger ist es besonders wichtig, viel zu trinken. Durch den veränderten Luftdruck, die enge Sitzposition und die lange Bewegungslosigkeit steigt die Gefahr von Thrombosen, und Sie sollten viel trinken, um das Blut zu verdünnen. Auch durch die trockene Luft steigt der Wasserbedarf.

Haben Sie sich auch schon einmal gefragt, warum eigentlich so viele Leute im Flugzeug Tomatensaft trinken? Dazu gibt es verschiedene Erklärungen. Tomatensaft hat gegenüber anderen Getränken einige Vorteile: Er liefert viele Vitalstoffe, besonders das Lycopin (roter Farbstoff), das eine hohe antioxidative Wirkung aufweist – und bekanntlich sind in großer Höhe mehr freie Radikale unterwegs, die als ein Auslöser für Krebs gelten. Gleichzeitig hat Tomatensaft wenige Kalorien, macht satt und ist einfach eine herzhafte Alternative zu den ewigen Softdrinks. Salz im Tomatensaft bewirkt, dass Flüssigkeit im Körper gehalten wird und man nicht so häufig die Toilette aufsuchen muss. Es gibt allerdings auch Theorien, die besagen, dass einfach nur deshalb alle Tomatensaft trinken, weil immer einer damit anfängt. Aber trotzdem: Trinken Sie doch auch zu Hause ab und zu Tomatensaft. Das ist eine tolle Möglichkeit, Hunger zwischendurch zu stillen und sich ganz einfach eine hochwertige Portion Gemüse einzuverleiben.

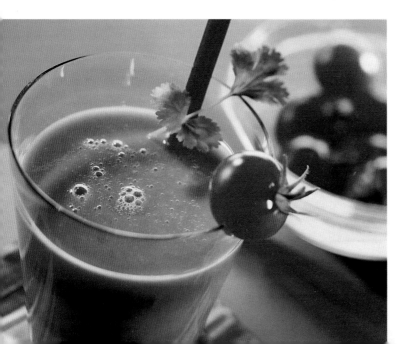

Auch im Büro gut: Tomaten- und Karottensaft mischen und mit etwas Pfeffer würzen.

Functional Food
und Vitaminpillen

Das Angebot ist riesig: Mit Vitaminen, Mineralstoffen oder Zutaten wie Aloe Vera angereicherte Lebensmittel gibt es vom Bonbon zum Joghurt, von der Konfitüre zur Limonade. Dazu kann man Vitamine, Spurenelemente und Mineralstoffe in jeder Form kaufen – aber lohnt es sich?

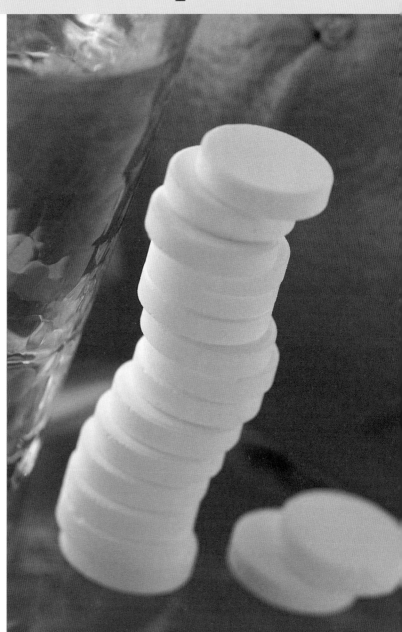

Was die Werbung verspricht

Heutzutage gibt es zunehmend Lebensmittel mit „Mehrwert", so genanntes Functional Food. Dabei handelt es sich um Produkte, die mit Vitaminen, Mineralstoffen oder anderen Zusätzen angereichert sind und so einen höheren Gesundheitswert versprechen. Auch viele Nahrungsergänzungen, Vitaminpillen und Tonika versprechen Gesundheit zum Einnehmen. All diese Produkte sind als Ergänzungen zur normalen Nahrung sinnvoll, können eine gesunde Ernährung aber nicht ersetzen.

Functional Food – wirklich gesünder?

Viele Produkte sind heute als pro-, prä- und prebiotisch deklariert, viele Lebensmittel sind mit Vitaminen, Mineralstoffen, Wunderstoffen und Zaubermitteln angereichert. Ist das alles nur ein Marketing-Gag, der direkt auf das schlechte Gewissen der Verbraucher abzielt, oder ist wirklich etwas dran? Im Prinzip kann man zwei Arten von Functional Food unterscheiden:

1. Lebensmittel, die von ihrer Grundzusammensetzung bereits einen gewissen Gesundheitswert vermitteln und durch die Zusätze noch optimiert werden, zum Beispiel probiotische Natur-Joghurts, angereicherte Fruchtsäfte, Margarine mit Vitaminzusatz, Vollkornbrote mit Extrazusätzen. Zu beachten hierbei ist, dass diese Produkte meistens teurer sind als ihre „normalen" Pendants und der zusätzliche Nutzen nicht immer gegeben ist. So wird beispielsweise Calcium aus Fruchtsäften wesentlich schlechter vom Körper aufgenommen und verwertet als aus Milch. Daher bringt es in Bezug auf Calcium mehr, ein Glas Milch zu trinken als einen halben Liter angereicherten Orangensaft.

Immer mehr Lebensmittel mit Zusatznutzen und besonderen Inhaltsstoffen, wie z. B. Aloe Vera, drängen auf den Markt. Der tatsächliche Nutzen dieser Produkte ist aber umstritten und es ist nicht erwiesen, ob sie wirklich halten, was sie versprechen. Einzelne Produkte können niemals eine ausgewogen Ernährung ersetzen.

Süßigkeiten, die mit Vitaminen und Mineralstoffen angereichert sind, bringen weniger Vitalstoffe und mehr Kalorien als natürliche Lebensmittel, wie z. B. Milch und Vollkornbrot.

2. Produkte, die eigentlich keine wichtigen Nährstoffe liefern, dick machen und durch die Zusätze vorgaukeln wollen, sie wären doch gesund, zum Beispiel aufgepeppte Süßigkeiten wie Kekse, Schokoriegel und Gummibärchen. Ein Blick auf die Zutatenliste offenbart schnell, dass es sich hier vornehmlich um leere Kalorien handelt: So kann man mit 100 Gramm Vitamin- und Mineralfruchtgummi (etwa eine halbe Tüte) und 310 kcal gerade mal 15 Prozent seines Bedarfes an Calcium und Magnesium decken. Zum Vergleich: Ein halbes Glas fettarme Milch bringt mit etwa 50 kcal die gleiche Menge dieser Mineralstoffe – und gleichzeitig noch jede Menge mehr Vitalstoffe, wohingegen die Gummibärchen sonst in erster Linie Zucker zu bieten haben. Ein ähnliches Ergebnis finden Sie bei mit Vitaminen angereicherten Keksen: Eine Packung mit 125 Gramm deckt etwa 30 Prozent des Bedarfs an B-Vitaminen und bringt gleichzeitig über 600 kcal – hauptsächlich in Form von Dickmacherfetten und Zucker. Zwei Scheiben Vollkornbrot liefern die gleiche Menge Vitamine und nur 200 kcal, dafür aber noch Ballaststoffe und viele andere Vitalstoffe.

Über den tatsächlichen gesundheitlichen Wert von funktionellen Lebensmitteln kann man sich streiten – auf jeden Fall sind sie relativ teuer. Schokolade sollten Sie nicht wegen der „Extraportion Milch" essen, sondern weil Sie gerne Schokolade mögen. Um auch nur annähernd das „Beste aus der Milch" über Schokoriegel in einer einigermaßen wirksamen Menge aufzunehmen, müssten Sie mehrere Packungen davon essen. Da trinken Sie also wirklich lieber gleich ein Glas Milch. Das Einzige, das in dem Zusammenhang einigermaßen sinnvoll ist, sind zuckerfreie Vitaminbonbons, die zwar auch nur geringe Mengen an Vitalstoffen, aber zumindest keine Kalorien bringen.

Megafit mit Vitaminpillen & Co.?

Über kaum ein anderes Thema wird in der Ernährungswissenschaft so viel diskutiert wie über Sinn und Unsinn von Nahrungsergänzungen. Die einen sagen, man käme problemlos ohne aus, wenn man sich nur ausgewogen ernähre. Weiterhin hätten die Menschen aufgrund der großen Lebensmittelauswahl noch nie so viele Vitamine über die Nahrung bekommen wie heutzutage. Früher gab es gar nicht so viele verschiedene Obst- und Gemüsesorten. Die anderen behaupten dagegen, Obst und Gemüse würden heute wegen ausgelaugter Böden, langer Transportwege und industrieller Massenproduktion gar keine Vitalstoffe mehr enthalten und man müsse diese zusätzlich in Form von Tabletten, Kapseln und Konzentraten zu sich nehmen.

Wer hat Recht? Diese Frage kann man wohl nur individuell beantworten: Wer es schafft, konsequent gesund und ausgewogen zu essen, mit fünf Portionen Obst und Gemüse am Tag, mit Vollkorn- und Milchprodukten und wenig Junk-Food, der braucht wahrscheinlich nur in seltenen Fällen Nahrungsergänzung. Für diejenigen, die es nicht schaffen, sich ausgewogen zu ernähren, können Extra-Vitalstoffe durchaus sinnvoll sein.

Um sich in dem Dschungel der Angebote zurechtzufinden, sollten Sie folgende Kriterien beachten: Wenn Ihnen nicht Ihr Arzt ein bestimmtes Vitamin oder Mineral verschrieben hat, bevorzugen Sie Breitbandprodukte wie Multivitamintabletten oder Vitaminmischungen. Achten Sie auf die Mengen einzelner Vitamine und auf den Anteil des Tagesbedarfs, der mit dem Präparat gedeckt wird. Billige Präparate (gibt es mittlerweile an jeder Ecke), haben häufig nur eine geringe Konzentration an Vitalstoffen und bringen daher nicht viel. Umgekehrt können aber auch Überdosierungen ungünstig sein. Daher die Empfehlung: Einzelpräparate für längere Zeit nur auf explizite Empfehlung eines Arztes und wenn ein konkreter Mangel vorliegt.

In Erkältungszeiten sind Vitamin C und Zink gefragt und wenn eine Frau schwanger werden möchte, sollte sie zusätzlich Folsäure nehmen. Auch Vegetarier und ältere Menschen nehmen über die Nahrung oft nicht genügend Vitalstoffe auf.

Vorsicht bei hohen Dosierungen der Vitamine A, D, E und K und bei Mineralstoffen.

Vorsicht ist vor allem geboten bei den fettlöslichen Vitaminen A, D, E und K. Diese dürfen nicht überdosiert werden, da sie sich im Körper einlagern können. Alle anderen Vitamine sind wasserlöslich und werden bei Überdosierung einfach wieder ausgeschieden. Nahrungsergänzungen mit Mineralstoffen sollten Sie ebenfalls nicht unbedacht in großen Mengen auf eigene Faust einnehmen. Der Mineralstoffhaushalt reagiert empfindlich auf Ungleichgewichte – wer zum Beispiel dauerhaft Zink nimmt, behindert dadurch die Aufnahme von Eisen.

In Apotheken, Drogerien und Reformhäusern gibt es zunehmend Spezialprodukte in Form von Kapseln, Konzentraten und Tonika, die bei allen möglichen Beschwerden und Unpässlichkeiten helfen sollen, unter anderem auch zur Steigerung der Energie und Konzentration. Trendprodukten wie Ginseng, Aloe Vera und Noni werden wahre Wunderwirkungen zugeschrieben. Diese Versprechungen beruhen größtenteils auf überlieferten Erfahrungen mit bestimmten Inhaltsstoffen (zum Beispiel Lecithin ist gut für die Gehirnzellen), sind aber wissenschaftlich meistens nicht abgesichert. Der Cocktail aus Naturstoffen und Vitaminen schadet nicht, doch sollte man auch keine Wunder erwarten. Nahrungs**ergänzung** ist nicht Nahrungs**ersatz**. Einzelne Zusätze können keine vollwertigen Lebensmittel ersetzen. Sehr viele Inhaltsstoffe zum Beispiel von Obst und Gemüse sind noch gar nicht erforscht und können somit auch nicht in Ergänzungsprodukten untergebracht werden.

So viele Nährstoffe sollten es laut der Gesellschaft für Ernährung täglich sein (die Werte gelten für 25 bis 50-jährige Normalgewichtige)

Mineralstoffe	Frauen	Männer
Natrium	mind. 550 mg	mind. 550 mg
Chlorid	mind. 830 mg	mind. 830 mg
Kalium	2 g	2 g
Magnesium	0,3 g	0,4 g
Calcium	1,0 g	1,0 g
Phosphor	0,7 g	0,7 g
Eisen	15,0 mg	10,0 mg
Zink	7,0 mg	10,0 mg
Jod	0,2 mg	0,2 mg
Fluorid	3,1 mg	3,8 mg
Selen	70 µg	70 µg

Vitamine	Frauen	Männer
Vitamin A	0,8 mg	1,0 mg
Vitamin D	5 µg	5 µg
Vitamin E	12 mg	14 mg
Vitamin K	60 µg	70 µg
Folsäure	0,4 mg	0,4 mg
Vitamin B1 (Thiamin)	1,0 mg	1,2 mg
Vitamin B2 (Riboflavin)	1,2 mg	1,4 mg
Vitamin B6	1,2 mg	1,5 mg
Vitamin B12	3 µg	3 µg
Niacin	13 mg	16 mg
Panthothensäure	6 mg	6 mg
Biotin	60 µg	60 µg
Vitamin C	100,0 mg	100,0 mg

Kleine Notfallhilfe

Jeder kennt die Situation – man möchte sich in einer Ecke verkriechen und einfach nur schlafen, aber da gibt es Termine, Verpflichtungen und den Druck von Kollegen und Chefs. Daher hier ein paar Tipps für die Momente, die Extrakraft erfordern.

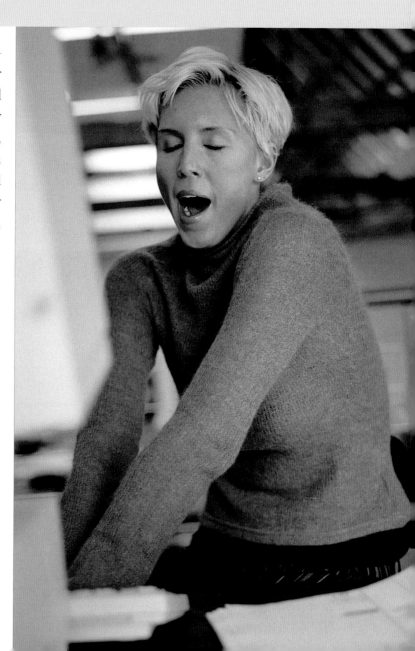

Erste Hilfe für die Leistungsfähigkeit

Zum Abschluss noch ein paar praktische Tipps für typische „Notfallsituationen" im Job – sei es, dass die Mittagspause aus Zeitmangel ausfällt, dass sich Frust breit macht oder dass das Nachmittagstief die Leistung bremst.

Ich brauche dringend einen Entfruster

Das bekannteste Gute-Laune-Essen ist Schokolade. Sie unterstützt im Gehirn die Bildung von Serotonin, dem Glücks-Hormon. Das tun andere Lebensmittel wie Bananen, Kekse und Nudeln zwar auch, aber Schokolade bietet durch ihre spezielle Zusammensetzung gleich mehrere Reize auf einmal. Der Kakao in der Schokolade enthält beispielsweise viele verschiedene Stoffe, die ebenfalls stimmungsaufhellend und teilweise ähnlich wie Koffein auf das Gehirn wirken. Probieren Sie einmal dunkle Schokolade mit mindestens 70 Prozent Kakao. Diese schmeckt viel intensiver und hat aufgrund ihres hohen Kakaoanteils mehr von diesen „Glücks-Stoffen". Positiver Effekt: Schon nach wenigen Stückchen ist der Schokohunger gestillt. Gleichzeitig enthält Bitterschokolade weniger Zucker und hat so eine viel geringere Wirkung auf den Blutzuckerspiegel als normale Milchschokolade. Für die Hardliner gibt es sogar Jahrgangs-Schokolade mit bis zu 99 Prozent Kakaoanteil.

Ein besonders Geschmackserlebnis bietet Schokolade mit Chilli oder Pfeffer. Die macht wach, man isst davon nur wenig und kann gleichzeitig die Kollegen verblüffen.

Wer gerne zu Schokoriegeln greift, sollte wissen: Im Vergleich zu anderen etwas positiver zu bewerten ist Balisto. Die Grundlage dieses Riegels bildet ein Vollkornkeks und man kann hier wenigstens mit einigen wenigen Ballast- und Vitalstoffen rechnen.

Was hilft noch gegen Frust?

- Die beste Methode, um aufgestautes Adrenalin loszuwerden, ist Bewegung. Gehen Sie kurz vor die Tür, in den Keller oder räumen Sie irgendetwas auf.
- Woher kommt der Frust? Haben Sie sich über jemanden geärgert? Reden Sie mit der Person – das ist besser, als den Ärger im wahrsten Sinne des Wortes in sich „hineinzufressen".
- Machen Sie eine Pause und trinken Sie in aller Ruhe eine Tasse Tee oder ein anderes warmes Getränk, das entspannt.
- Wenn Sie etwas essen, dann tun sie es bewusst langsam. Konzentrieren Sie sich auf jeden Bissen und spüren Sie nach, dass es Ihnen gut tut.
- Wenn Sie sich durch eine stärkere Kaubewegung besser beruhigen können, essen Sie eine Möhre, einen Kohlrabi oder anderes Gemüse und keine Chips. Wenn es mit Gemüse nicht funktioniert, so nehmen Sie wenigstens Salzstangen und keine Chips. Oder Kaugummi – der hat gar keine Kalorien.

Müde zum Umfallen – was kann ich tun?

Aktivierungsübungen: Massieren Sie mit Daumen und Zeigefinger die Nasenwurzel und üben Sie einen leichten Druck aus oder klopfen Sie leicht mit den Fingern auf Stirn und Kopf. Das aktiviert und macht wach.

Vor allem am Nachmittag überkommt viele Berufstätige eine bleierne Müdigkeit. Betroffen sind vor allem diejenigen, die einer nicht sehr aktivierenden Arbeit zum Beispiel am PC nachgehen. Oft ist der erste Griff dann zur Kaffeekanne. Manche versuchen sich auch mit Energy-Drinks oder Koffeinpillen zu behelfen. Diese Produkte enthalten oft wesentlich weniger Koffein als Kaffee, dafür aber viel Zucker. Deshalb gilt: Achten Sie auf die Deklaration, wie viel Koffein überhaupt im Produkt enthalten ist.

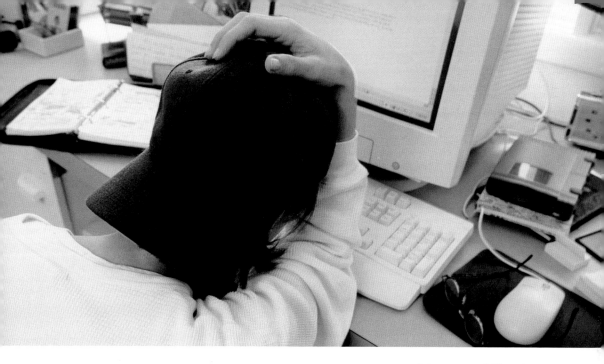

Koffein-Kick in Schokolade und Bonbons

Findige Lebensmitteldesigner haben Koffein mittlerweile schon fast überall untergebracht – fragt sich nur, ob man damit den ultimativen Wachheits-Kick bekommen kann. „Pocket-Coffee" sind Schokoladenpralinen gefüllt mit flüssigem Espresso. Eine Tankstellen-Portion mit vier Stücken enthält ungefähr so viel Koffein wie eine Tasse Kaffee, gleichzeitig aber auch so viel Fett und Zucker und damit leere Kalorien wie eine halbe Tafel Schokolade.

Traubenzucker-Bonbons mit Koffein enthalten pro Packung oft sogar weit weniger Koffein als eine Tasse Kaffee, sind andererseits aber Zucker pur und führen durch die Blutzuckerschwankungen eher zu Müdigkeit als zu Wachheit. Beispiel „Dextrose-Coffein-Drops": Eine Packung mit 45 Gramm enthält gerade mal 45 Milligramm Koffein. Von „Kaffee-Pastillen mit Guarana" müsste man immerhin nur eine Packung mit 20 Gramm essen, um diese Koffeinmenge aufzunehmen.

Müde am PC? Da hilft am besten Bewegung und frische Luft.

Traubenzucker und die Turbo-Energie

Traubenzucker wird sehr schnell verdaut und gelangt mit dem Blut innerhalb kurzer Zeit ins Gehirn, wo sich die schnelle Energie dann auch bemerkbar macht. Purer Traubenzucker zum Lutschen, aber auch Limonaden und gezuckerte Getränke wirken am schnellsten. Wenn Sie eine akute Unterzuckerung verspüren, kann Ihnen Traubenzucker kurzfristig helfen. Das Problem dabei ist nur, dass die Zuckerwirkung schnell wieder nachlässt und Sie dann erst recht müde und zittrig werden (Blutzuckerabfall!). Vor einem wichtigen Gespräch mag eine Süßigkeit ein netter „Anschubser" sein, das ist aber nur sinnvoll, wenn Sie zusätzlich noch etwas anderes im Magen haben. Besser ist es dann, den Blutzucker gar nicht erst so weit absinken zu lassen. Das schaffen Sie, wenn Sie regelmäßig essen und auf allzu viel Süßes zwischendurch verzichten. In eine Mahlzeit „eingepackt" hat der Zucker nämlich kaum noch negative Wirkungen, da die anderen Nahrungsbestandteile die Verdauung verzögern und der Blutzucker dann nicht so stark schwankt. Von Natur aus „eingepackte" Süßigkeiten sind auch die bereits erwähnten Früchte, Trockenobst, Müsliriegel oder Vollkornkekse.

Traubenzucker ist gut bei akuter Unterzuckerung und ist darum beispielsweise für Diabetiker eine wichtige Notfallhilfe. Man sollte nach dem Verzehr von Traubenzucker noch etwas anderes essen, z. B. ein Stück Obst oder ein Brot, dann bleiben die starken Blutzuckerschwankungen aus.

Natürliche Wachmacher

- Trinken Sie ein oder zwei Gläser kaltes Wasser oder Saftschorle.
- Essen Sie etwas Frisches, zum Beispiel ein Stück Obst oder Gemüse.
- Am schnellsten wach macht Bewegung an der frischen Luft. Gehen Sie eine Runde um den Block oder wenigstens kurz vor die Tür. Öffnen Sie ein Fenster, atmen Sie tief ein und strecken Sie sich ausgiebig. Alternativ können Sie auch ein Stockwerk die Treppe hoch oder in den Keller gehen. Vielleicht räumen Sie im Lager auf oder suchen sich irgendeine Tätigkeit, bei der Sie sich bewegen. In der Regel reichen wenige Minuten aus.

Fit durch Balance-Übungen. Durch Aktivierung des Gleichgewichtssinns werden Wachmacher-Hormone ausgeschüttet und Sie sind sofort wieder fit: Balancieren Sie einfach einige Sekunden auf einem Bein.

- Bewegen Sie sich auf Ihrem Stuhl, machen Sie ein paar Übungen für den Rücken und Schulterbereich – das bessert gleichzeitig auch Verspannungen.
- Wenn es gar nicht geht, machen Sie ein kurzes Nickerchen. Wichtig: Schlafen Sie im Sitzen, bequem angelehnt, dann laufen Sie nicht Gefahr tief einzuschlafen und sind nach wenigen Minuten wieder wach.

Wach machen auch feinmotorische Bewegungen. Tippen Sie folgende Sequenzen mit den Fingern einer Hand (1 für den Daumen, 2 für den Zeigefinger usw.): 1123445322444531124452235441112422
für Geübte: beide Hände gleichzeitig.

Unkonzentriert und lustlos – was hilft?

Kennen Sie Menschen, die den ganzen Tag voller Energie und guter Laune sind und die scheinbar nichts aus dem Konzept bringt? Gehören Sie auch dazu oder sind Sie eher jemand, der öfter mal einen Durchhänger hat und nicht weiß, wie er die nächsten Stunden überstehen soll?

In solchen Fällen hilft am besten eine bewusste Pause. Bevor Sie sich stundenlang quälen, gönnen Sie sich lieber eine kleine Auszeit, in der Sie dann ganz bewusst ein Stück Kuchen oder Ihre Lieblingssüßigkeit naschen und ganz gemütlich eine Tasse Tee oder Kaffee trinken. Eine kleine Belohnung wirkt oft Wunder auf die Motivation – das funktioniert aber nur, wenn Sie diese Pause auch bewusst nutzen und nicht nebenbei am PC naschen.

Wer auf Dauer mehr Energie bekommen möchte, sollte auf eine Ernährung mit vielen Vitalstoffen Wert legen. Je frischer und vitalstoffreicher Ihr Essen ist, umso fitter werden Sie sich fühlen. Diesen Effekt spüren Sie schon nach wenigen Tagen oder Wochen.

Machen Sie doch mal Pause. Lieber eine Viertelstunde Pause und danach wieder fit als zwei Stunden unkonzentriert – wenn es möglich ist, machen Sie einfach einen kurzen Mittagsschlaf.

Sachregister

Impressum

ISBN 978-3-517-08434-3

Genehmigte Ausgabe für Accor Services GmbH, München

© 2008 by Südwest Verlag, einem Unternehmen der Verlagsgruppe Random House GmbH, 81673 München

Projektleitung:
Anja Halveland

Producing:
Medienagentur Drews, Augsburg

Redaktion:
Birgit Adam

Bildredaktion:
Elisabeth Franz

Umschlag:
Atelier Versen, Bad Aibling

Satz/DTP:
Atelier Georg Lehmacher, Friedberg (Bay.)

Druck und Bindung:
Weber-Offset, München

Printed in Germany

817 2635 4453 6271

Über die Autorin

Susanne Wendel studierte Ernährungswissenschaft und arbeitete danach einige Jahre im Außendienst. Seit 2001 ist sie selbständig als Referentin und Trainerin und vermittelt in unterhaltsamen Vorträgen und Seminaren praktisches Ernährungswissen. Sie ist selber viel unterwegs und lebt und arbeitet schwerpunktmäßig in München. Infos unter www.foodtrainer.de

Hinweis

Bildnachweis

Falken Verlag/Arras 81, -/Begovic 30, -/Brauner 54, 61, -/Eichner 36, 59, 76; Getty Images/Batt 22, -/Harris 88, -/Junneau 50, -/Ledner 4; Jump/Vey 44;
Mauritius/Sammy 16, -/Schlief 72; Paxmann-Teutsch 5; PhotoDisc 14, 56, 69, 91; StockFood/Eising 21; Südwest Verlag/Holz 65, -/Schliack 19, -/Seiffe 29; Superbild/B.S.I.P. 82; Zefa 25
Fotos im Inhaltsverzeichnis aus dem Innenteil